レプリコンワクチンを
打つ前に
必ず
読んでください！

統合医療クリニック徳院長
ウィスコンシン医科大学名誉教授
高橋徳

大学教授
AINO

ヒカルランド

はじめに

2021年2月に「特例承認」され国内で臨床試験が終了しないまま、治験として接種が始まった新型コロナワクチン。遺伝子(mRNA)ワクチンという人類に初めて使用された全く新しいタイプの薬剤でしたが、中長期的な安全性は十分に確認されておらず、見切り発車でスタートしました。

当初から、ワクチン接種後に、体内で産生されるスパイク蛋白そのものが血管障害や血栓症を誘発する危険性が叫ばれていました。さらに、接種後の心筋炎・全身性の炎症・臓器不全・免疫抑制による感染への脆弱性などを示す論文も数多く報告されています。
このようなワクチンを、将来ある子どもたちや妊婦を含め、多くの国民に接種することには大きな危険性があり、私どもは、新型コロナワクチン接種事業の即時中止を厚生労働省に強く求めてきました（コロナワクチン接種に異議を唱える医師と議員の会：高橋徳（統合医療クリニック徳院長）・池田としえ（日野市議会議員）・谷村誠一（呉市議会議員））。

その後も、政府はワクチン接種事業を強力に推進し、誠に遺憾ながら、日本人の8割以上が少なくとも2回の接種を完了しました。しかしながら、その結果は惨憺たる現状となっています。２０２３年10月29日の時点で、「厚労省予防接種・ワクチン分科会副反応検討部会」において２１７１件の接種後死亡例が報告されていますが、その99％（2158例）がワクチン接種との因果関係は「不明」と評価されています。

このように膨大な数のワクチン被害が全国で広がっている最中に、全く新しい問題が浮かび上がっています。それが「シェディング」です。

新型コロナワクチン接種者と接した時に限って、未接種者の体に様々な悪影響・症状が出ることから、ワクチン接種直後から、しばらくの間、接種した人の体から、「何か」が排出（shed）されているのではないかという疑念が持ち上がってきました。その確証に乏しいことから、「都市伝説」や「陰謀論」と、ワクチン推進者からは揶揄されてきました。セミナーやＺｏｏｍ会議で、私（高橋徳）がシェディングの可能性について話した際には、ワクチン接種反対の医師からも「非科学的」と批判されたりもしました。

しかしながら、自身の体験に加え、患者の経験談などから、シェディングは事実であると確信し、2022年4月に『コロナワクチン接種者から未接種者へのシェディング（伝播）―その現状と対策』を緊急出版しました。そしてこの著作の中で、多くの具体的なシェディング症例を列挙しました［参考文献1］。

シェディングの症状は、呼吸器系（咳・痰・息苦しさ・胸部圧迫感）、循環器系（動悸・心臓痛・血圧上昇）、消化器系（食欲減退・胃痛・胃もたれ・吐き気・嘔吐・下痢・下血）、泌尿器系（膀胱炎・排尿時痛・陰部の痛み・腫れ）、婦人科系（不正出血・生理周期の乱れ）など、種々の内臓に及びます。加えて、発熱・悪寒・頭痛・めまい・頭重感・刺激臭（異臭）・口内炎・湿疹・蕁麻疹（じんましん）・筋肉痛・関節痛・神経痛などの全身症状を伴うこともあります。

このシェディングは人間だけに起こる現象ではなさそうです。獣医さんのHPを見るとシェディングは犬・猫・鳥・ウサギ・ハムスターなどでも起こっており、難治性皮膚病・リンパ腫・癌が増加傾向にあるとのことです。飼い主がワクチン接種者の可能性がありますす。https://www.ishizaki-ah.jp/index.php?ID=1422（98ページ：QRコード①）

シェディングは日本語で「伝播」とも呼ばれ、接種者の呼気や汗腺から放出された何らかの毒素（スパイクタンパク・酸化グラフェン・有機溶媒など）を吸い込むことで、非接種者にも影響が及びます。過去2年間でシェディングを証明する数々の知見も国内外で報告されつつあり、今回再度、シェディングについて整理をし直してみようと思い立ちました。

第1章では、私の知り得たシェディングのメカニズムと対処法を考察しました。そして検索を続けていくと、このシェディング現象の背後にはひょっとすると深い闇や策謀があるかもしれないと思い始め、そんな私見も付け加えてみました。

加えて第2章では、シェディングで悩んでおられる大学教授AINOさん（仮名）に、その体験談を赤裸々に記してもらいました。

念のために申し上げておきます。この本の意図は決して、接種者を批判・糾弾することではありません。接種者も被害者です。「共存」の道を探りたいのです。

目次

カバーデザイン　櫻井浩（⑥Design）
校正　麦秋アートセンター
本文仮名書体　文麗仮名（キャップス）

第1章

シェディングの病態と対策

高橋徳

接種後に感染者が激増するなど問題点だらけの新型コロナワクチン

日本で実際に接種が行われているのはファイザー社とモデルナ社のｍＲＮＡ（メッセンジャーＲＮＡ）ワクチンです。「ｍＲＮＡ」は、タンパク質を生成するための情報を運ぶ設計図です。新型コロナウイルス（ＳＡＲＳ－ＣｏＶ－２）のスパイク蛋白（ウイルス表面の突起部分）を作る指示を伝える役割を果たしています。ワクチンが接種されると、ｍＲＮＡは注射部位近くの細胞に取り込まれ、細胞内のリボソームという器官がｍＲＮＡの情報を読み込み、スパイク蛋白を作ります。体内で合成されたスパイク蛋白は抗原として働き、マクロファージと接触すると、このスパイク蛋白に対する抗体が作られることで、新型コロナウイルスに対する免疫を獲得することができると考えられています。

従来の様々なワクチンは、全て「鶏卵法」で製造されてきました。鶏卵の中でウイルスを培養して量を増やし、弱毒化・不活化して、ワクチンとして接種していました。この外部から投与された抗原に反応して免疫を獲得することが意図されていました。今回のコロナワクチンは、抗原を体内で合成させることに大きな特徴があります（次頁図1）。

当初、厚労省はそのＨＰでこの遺伝子ワクチン（ｍＲＮＡワクチン）について、以下のように述べていました。

https://www.mhlw.go.jp/stf/seisakunitsuite/bunya/vaccine_qa.

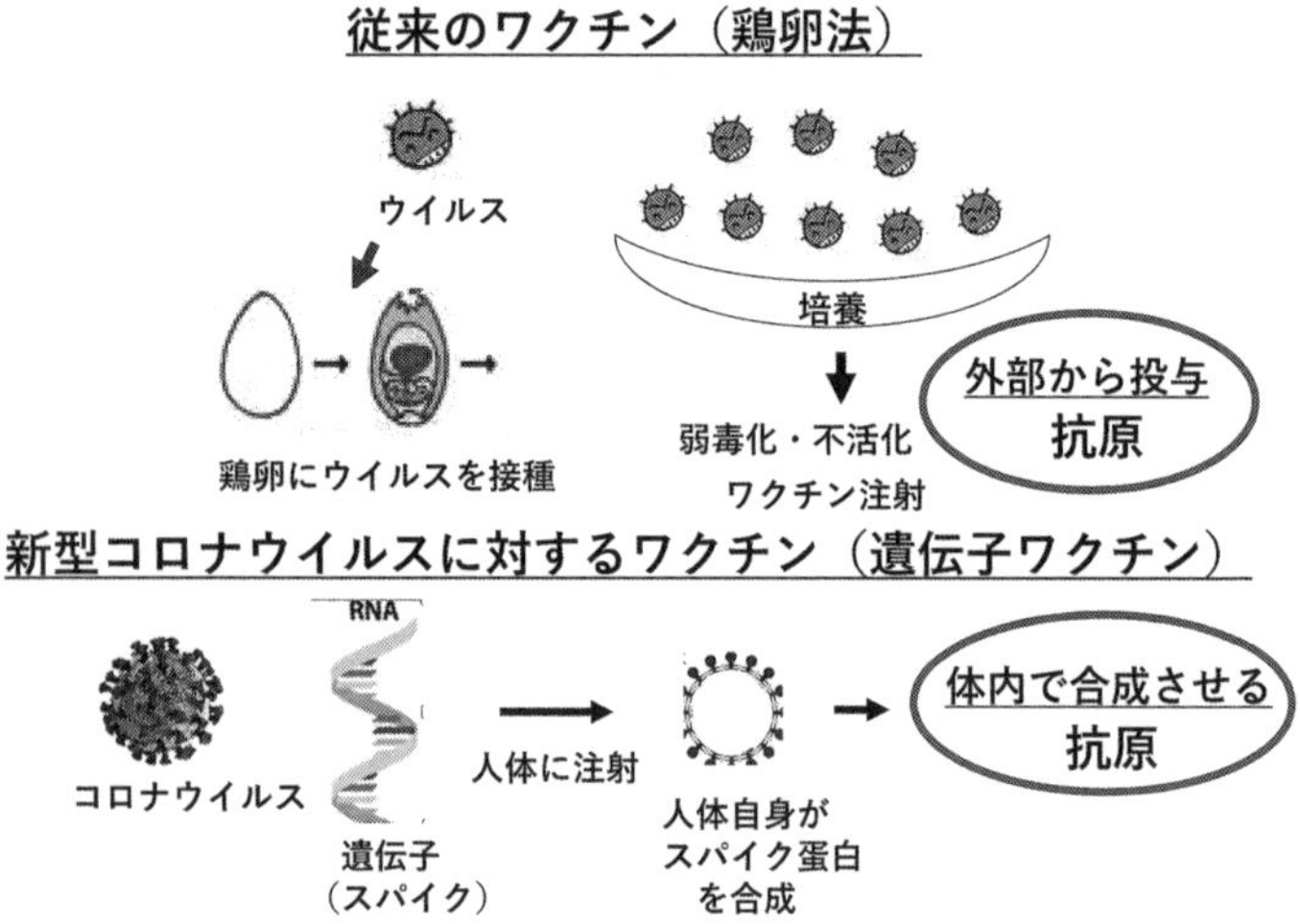
従来のワクチン（鶏卵法）
ウイルス
培養
外部から投与
抗原
弱毒化・不活化
ワクチン注射
鶏卵にウイルスを接種
新型コロナウイルスに対するワクチン（遺伝子ワクチン）
RNA
体内で合成させる
抗原
人体に注射
コロナウイルス
人体自身が
スパイク蛋白
を合成
遺伝子
（スパイク）

（図１）

html#3_index（98ページ：QRコード②）

（1）生きたウイルスはワクチンの中には入っておらず安全である。

（2）遺伝情報を体内に接種すると言っても、それによって人間の遺伝子の情報に変化が加わることもない。

（3）mRNAは接種後数日以内に分解され、作られるスパイク蛋白も接種後2週間でなくなる。

しかしながら、過去3年間に発表された多くの論文から、この当初の考えは全くの間違いであったことが判明しています。

×（1）生きたウイルスはワクチンの中には入っておらず安全であ

る。

確かに、従来の鶏卵法で製造されたワクチンと比較して、コロナワクチンには生きたウイルスは入っていませんが、ワクチンのｍＲＮＡに反応して人体内でスパイク蛋白が作られ、このスパイク蛋白自体が血管障害や血栓症を誘発することが大問題なのです。その結果、心筋炎・全身性の炎症・臓器不全などを発症することになります。

×(2) 遺伝情報を体内に接種すると言っても、それによって人間の遺伝子の情報に変化が加わることもない。

接種されたｍＲＮＡが逆転写によってＤＮＡに変換され、人体のＤＮＡに組み込まれることが、最近のスウェーデンの研究で確認されています。ワクチンｍＲＮＡのＤＮＡへの「逆転写」が接種後

「6時間」という早さでヒトの遺伝子（DNA）を修飾します［参考文献2］。

×（3）　mRNAは接種後数日以内に分解され、作られるスパイク蛋白も接種後2週間でなくなる。

ワクチン接種者の血中には、接種から4カ月以上経過してもスパイク蛋白が存在することが確認されています［参考文献3］。

加えて、最近ではワクチンを接種したことによって、かえって新型コロナウイルスに感染しやすくなるという皮肉な現象「抗体依存性感染増強 Antibody-dependent enhancement（ADE）」も報告されています［参考文献4］。その他、コロナワクチンの種々の問題点についての詳細は拙書『ワクチン後遺症』をご覧ください［参考文献5］。

そもそも何の意味もなかったどころか、大災禍をもたらしてしまったコロナワクチン。2020年初頭、ダイヤモンド・プリンセス号に端を発したコロナパンデミックが、第1波到来と大騒ぎとなり、4月7日に緊急事態宣言が発令されました。その後、第2波、第3波到来と日本中が大混乱に陥りました。

図2の縦軸をご覧ください。PCR陽性者の数です。もちろん、PCR陽性者はコロナ感染者ではありません。PCR陽性者の80%以上が無症状（健常者）であったことは今や、周知の事実です。この縦軸のPCR陽性者の数は最高値が8000人です。一方で、過去7年間のインフルエンザ感染者数とコロナ陽性者数をまとめて一覧にしたグラフがあります（図3）。2017年、2018年、2019年にインフルエンザが大流行して、多くの感染者が出ました。

新型コロナパンデミックの始まり

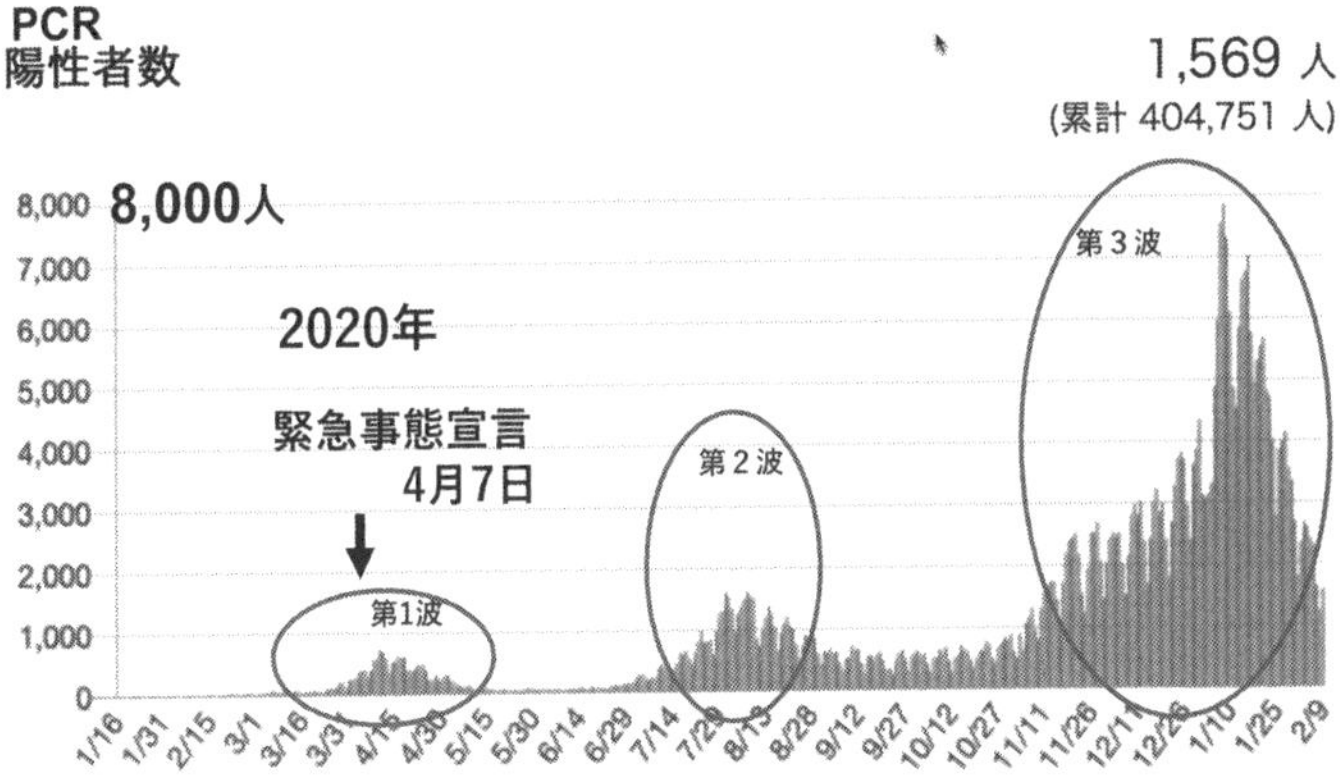

（図２）

インフルエンザの患者数と新型コロナの陽性者数

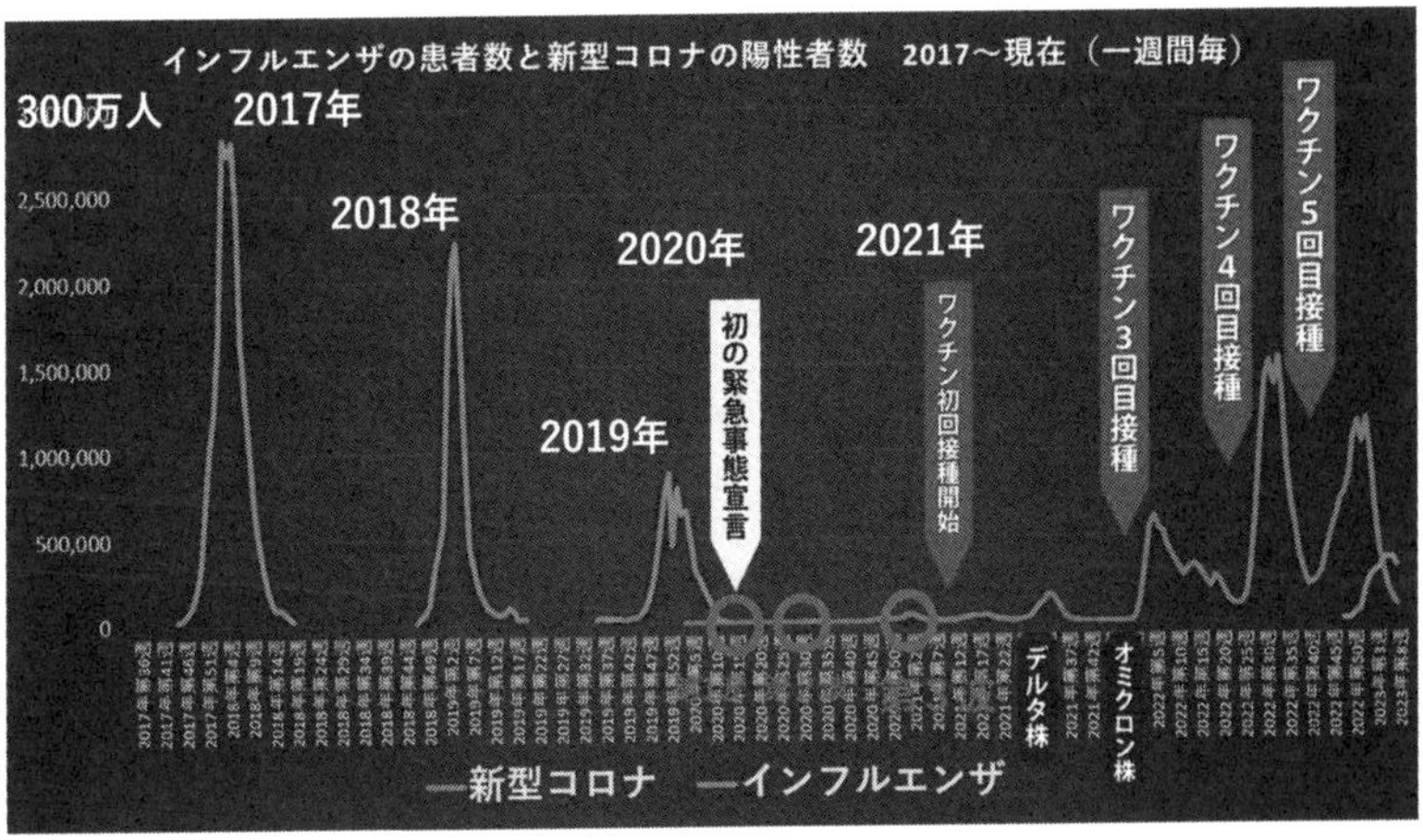

（図３）

図3の縦軸にご注目ください。最高値は300万人です。この数に比較して、2020年のコロナの陽性者数は第1波、第2波、第3波その全てが微々たるもので、「さざなみ」にもなっていません。にもかかわらず、2021年から、ワクチン接種が大々的に始まってしまいました。

厚労省の報告によれば、2018年のインフルエンザ感染による死者は3325名です。一方、2020年のコロナ陽性者の死者は3466名です。2019年のインフルエンザワクチン接種後の死者は5000万人中3名でしたが、2020年のコロナワクチン接種後の死者は2400万人中356名（5000万人換算で740人）です。このように、インフルエンザとコロナによる感染死者数には大差がないにもかかわらず、ワクチン接種後の死者はインフルエンザとコロナのそれでは大きな隔たりが見られます（次頁図4）。

名古屋大学の小島名誉教授が、素晴らしい計算結果を示してくれています（次頁図5）。インフルエンザワクチン（5年間）とコロナワクチン（16カ月間）はほぼ同数（2億6248万回・2億8274万回）の接種をそれぞれ受けています。インフルエンザワクチンに比較して、コロナワクチンでは、副反応報告で17倍（34,120/1,967=17.3）、死亡報告で50倍（1,761/35=50.3）もの大きな差が現れています。

ワクチン接種が開始されて間もなく、接種直後の死者が報告されていたにもかかわらず、厚労書の「厚生科学審議会予防接種・ワクチン分科会副反応検討部会：https://www.mhlw.go.jp/stf/shingi/

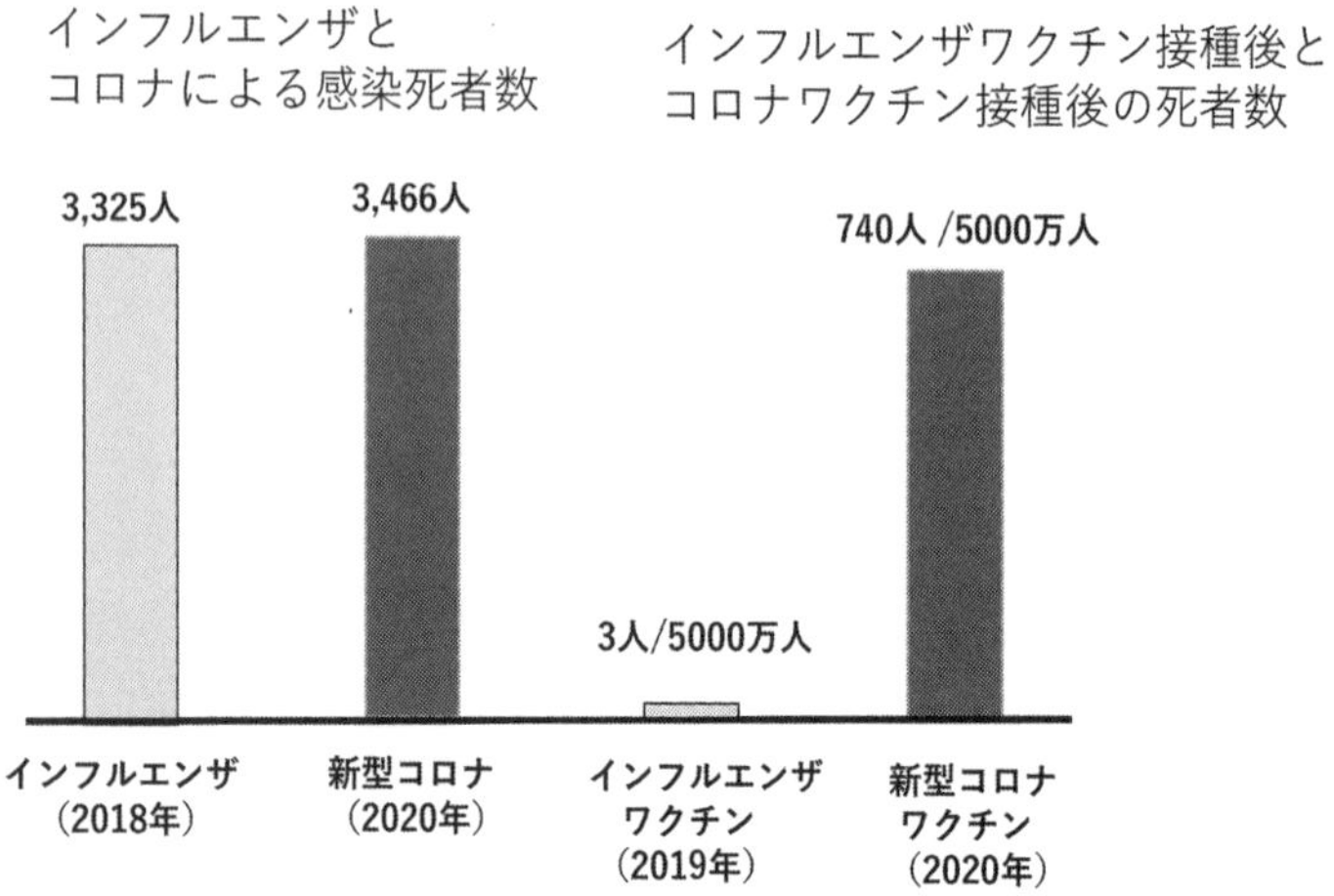

（図４）

名古屋大学　小島勢二教授による
インフルエンザワクチンとコロナワクチンの比較

	インフルエンザワクチン	コロナワクチン
接種期間	2015年～2020年（5年間）	2021年～2022年（16カ月間）
接種回数	2億6248万回	2億8274万回
副反応報告	1,967回	34,120回
死亡報告	35回	1,761回

（図５）

shingi-kousei_284075.html」（98ページ：QRコード③）では、死亡とワクチン接種との因果関係は不明であるとの姿勢を貫いてきました（次頁図6）。

しかしながら、別の分科会「疾病・障害認定審査会 感染症・予防接種審査分科会：https://www.mhlw.go.jp/content/10900000/001265008.pdf」（98ページ：QRコード④）では、令和5年からワクチンでの死亡認定を認めはじめ、現在では600人以上の死者の遺族に対して、それぞれ4500万円の死亡一時金を支払っています（25頁図7・8）。遺憾ながらこのことをメディアが報道していないので、国民の多くが「厚労書がこっそりとワクチンの薬害を認め、遺族に補償金（和解金）を支払っている」という現実に気づいていません。

厚生科学審議会予防接種・ワクチン分科会副反応検討部会

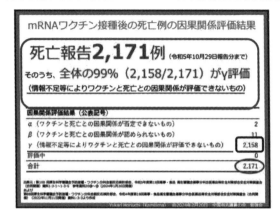

mRNAワクチン接種後の死亡例の因果関係評価結果

死亡報告2,171例（令和5年10月29日報告分まで）

そのうち、全体の99%（2,158/2,171）がγ評価

（情報不足等によりワクチンと死亡との因果関係が評価できないもの）

因果関係評価結果（公表記号）	
α（ワクチンと死亡との因果関係が否定できないもの）	2
β（ワクチンと死亡との因果関係が認められないもの）	11
γ（情報不足等によりワクチンと死亡との因果関係が評価できないもの）	2,158
評価中	0
合計	2,171

（図6）

疾病・障害認定審査会 感染症・予防接種審査分科会

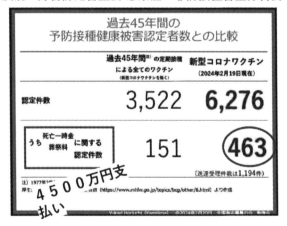

過去45年間の
予防接種健康被害認定者数との比較

	過去45年間(注)の定期接種による全てのワクチン（新型コロナワクチンを除く）	新型コロナワクチン（2024年2月19日現在）
認定件数	3,522	**6,276**
うち死亡一時金・葬祭料に関する認定件数	151	**463**

（進達受理件数は1,194件）

4500万円支払い

注）1977年

厚生 https://www.mhlw.go.jp/topics/bcg/other/6.html より作成

（図7）

疾病・障害認定審査会 感染症・予防接種審査分科会
新型コロナウイルス感染症予防接種健康被害審査第三部会 審議結果

令和6年5月20日

審議件数	83
認定	49
否認	34
保留	0

死亡認定累計593名

<出席委員>
加藤委員、納健委員、澁谷委員、此田委員、戸部委員、中野委員、中島委員、蒔田委員、山内委員
<欠席委員>
（全員出席）

認定）

性別	接種時年齢	ワクチン	請求内容	疾病名・障害名	関連する基礎疾患及び既往症※	判定	否認（理由）	備考
男	86歳	新型コロナ	死亡一時金・葬祭料	心疾患の疑い	高血圧症、高脂血症	認定		
男	74歳	新型コロナ	死亡一時金・葬祭料	心筋梗塞の疑い	糖尿病	認定		
男	83歳	新型コロナ	死亡一時金・葬祭料	心筋梗塞の疑い	糖尿病、脳梗塞症	認定		
女	79歳	新型コロナ	死亡一時金・葬祭料	うっ血性心不全の疑い	糖尿病	認定		
女	83歳	新型コロナ	医療費・医療手当	心筋梗塞の疑い		認定		
女	83歳	新型コロナ	死亡一時金・葬祭料	心筋梗塞の疑い	糖尿病、高血圧、心不全	認定		
女	88歳	新型コロナ	医療費・医療手当	うっ血性心不全		認定		
女	86歳	新型コロナ	死亡一時金・葬祭料	低酸素脳症、うっ血性心不全	重症僧帽弁閉鎖不全症	認定		
女	85歳	新型コロナ	医療費・医療手当	発作性心房細動、徐脈頻脈症候群		認定		
男	70歳	新型コロナ	死亡一時金・葬祭料	慢性腎不全、急性増悪	糖尿病、糖尿病性腎症、慢性腎不全	認定		
女	68歳	新型コロナ	死亡一時金・葬祭料	心嚢血腫、急性心筋梗塞	左中耳悪性リンパ腫、持続性心房細動	認定		
男	56歳	新型コロナ	葬祭料	突然死	高血圧、脳梗塞症、肝機能障害	認定		
女	62歳	新型コロナ	死亡一時金・葬祭料	右脳出血	左脳出血、右不全麻痺、もやもや病、脂質異常症	認定		
男	89歳	新型コロナ	死亡一時金・葬祭料	左皮質下出血		認定		
男	83歳	新型コロナ	医療費・医療手当	敗血症性ショック、劇症型肝炎の疑い		認定		
男	83歳	新型コロナ	死亡一時金・葬祭料	敗血症性ショック、劇症型肝炎の疑い		認定		
男	85歳	新型コロナ	医療費・医療手当	薬剤性肺炎の疑い、間質性肺炎の急性増悪		認定		
男	85歳	新型コロナ	死亡一時金・葬祭料	間質性肺炎の急性増悪	関節リウマチ、間質性肺炎、気管支喘息、高血圧、心房細動	認定		
女	84歳	新型コロナ	葬祭料	突然死	高血圧、高脂血症	認定		
女	62歳	新型コロナ	葬祭料	代謝性アシドーシス	糖尿病	認定		

（図８）

コロナワクチン接種が世界中で始まった当初は、日本ではその接種開始が遅れたきらいがありましたが、今では全世界に先駆けて7回目の接種を完了させています。一方で日本以外の先進国20カ国ではすでに2～3回でコロナワクチン接種は終了しています（図9）。これだけのワクチン接種による被害者を出しておきながら、世界中で唯一、ワクチン接種をなおも、持続していこうとする日本政府の意図は、医学的・疫学的見地からみても、全く理解不能です。何か別の意図があるのではないかと勘繰らざるをえません。

日本では、今年（2024年）の秋から8回目のコロナワクチン接種が予定されています。8回目の接種に使われる予定のワクチンが「レプリコンワクチン」です。レプリコンワクチンはコロナワクチンのmRNAが体内で自動的に自己増殖することがプログラムされており、

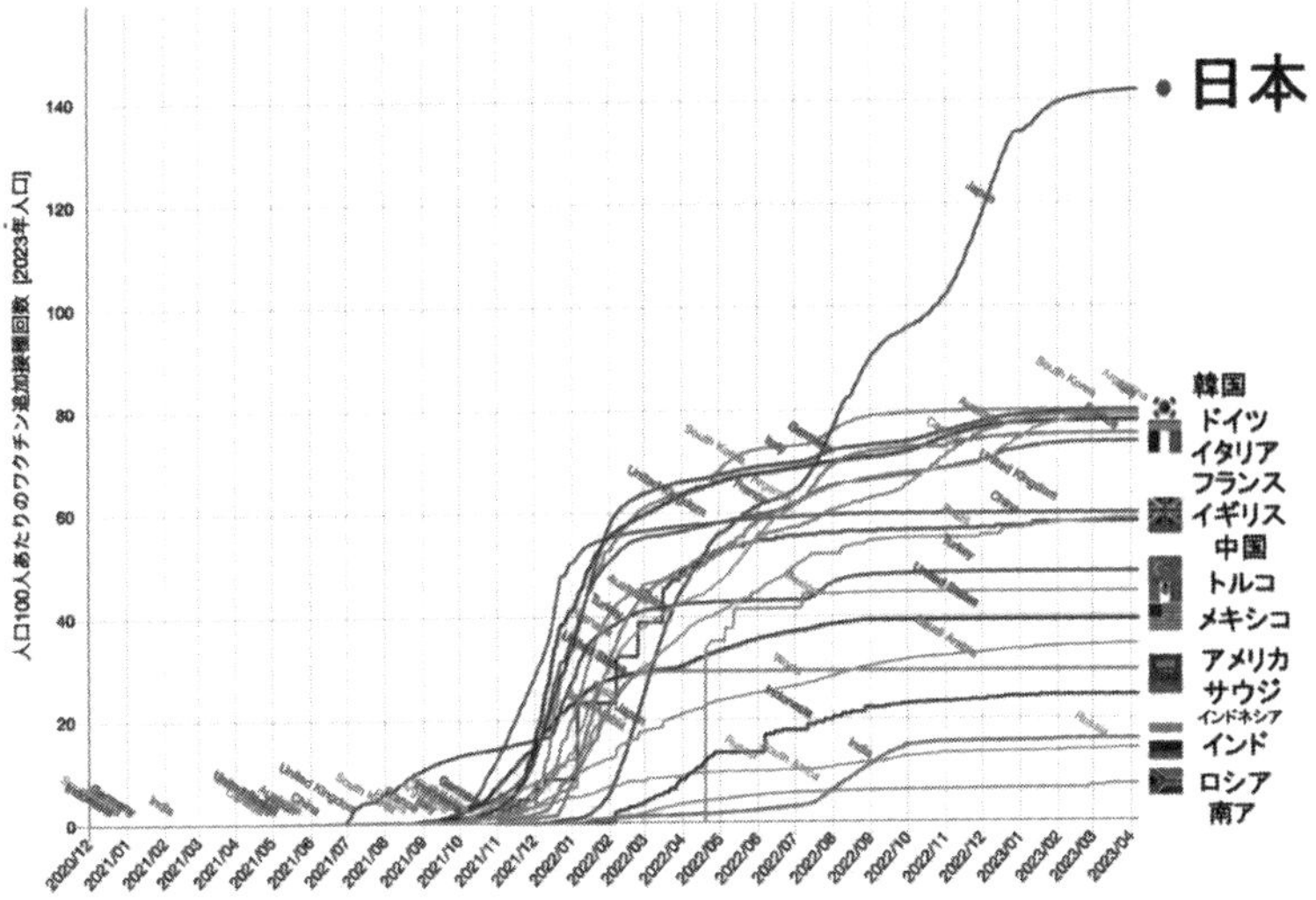

（図９）先進20カ国（G20）ワクチン追加接種回数

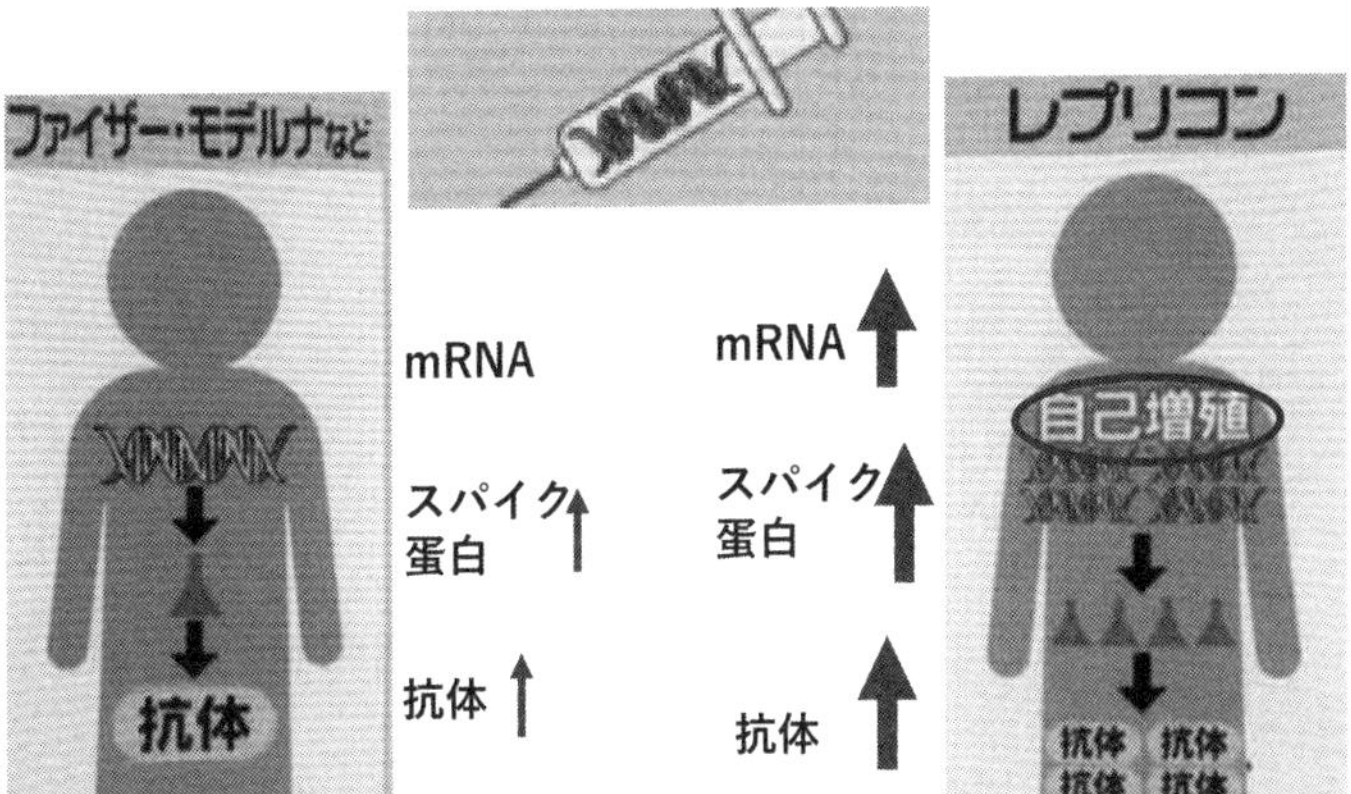

（図10）従来型の mRNA とレプリコンワクチン

大量のスパイク蛋白を合成することができ、結果的により多くの抗体産生が期待できるとされています（前頁図10）。従来型のｍＲＮＡより少量の成分で効果が長続きする特徴がその謳い文句のようです。

しかしながら、既述したようにｍＲＮＡに反応して体内で合成されるスパイク蛋白自体が甚大・広範な全身性の炎症や臓器障害を発症しているにもかかわらず、従来のコロナワクチン以上の大量のスパイク蛋白が接種者の体内に溢れかえることになれば、予測のできない異常事態が発生する懸念が大です。加えて、スパイク蛋白はシェディング発症の原因物質とも考えられており、レプリコンワクチン接種者から大量に体外に排出されるスパイク蛋白が、従来以上のシェディング被害を引き起こす可能性も否定できません。

このレプリコンワクチンはベトナムではすでに大規模な治験が終了して、その結果が英文で２０２４年４月に報告されています［参考文献6」。第3相の治験に参加した８０５９名のうち5名（０・1％）が死亡し、深刻な副作用は１１８名（１・５％）にみられています（次頁図11）。

一般的に、予防接種というのは、健常人に感染予防の観点から投与するものです。その治験の段階で、たとえ一人でも、死者や重症者が出現した場合には、そのワクチン開発過程を入念にチェックしなおすべきです。しかしながら、今回のレプリコンワクチンの治験での5名の死亡者と１１８名の重症者には格別の注意が払われていないようです。加えて、この治験事業はレプリコンワクチンの製造会社（Arcturus Therapeutics, Inc, San Diego, CA, USA）から資金援助を受けており、論文作成には同社（Arcturus Therapeutics）の社員14名が関わっています（次頁図12）。これを利益相反といいます。

nature communications

Article

https://doi.org/10.1038/s41467-024-47905-1

Safety, immunogenicity and efficacy of the self-amplifying mRNA ARCT-154 COVID-19 vaccine: pooled phase 1, 2, 3a and 3b randomized, controlled trials

Article

https://doi.org/10.1038/s41467-024-47905-1

Table 2 | Adverse events after doses 1 and 2 of ARCT-154 and placebo in phases 1, 2 and 3a combined, and phase 3b (Safety Set, as treated)

		Phases 1, 2 and 3a		Phase 3b	
N = first dose / second dose		ARCT-154 (*N* = 748[a] / 732)	Placebo (*N* = 253[a] / 245)	ARCT-154 (*N* = 8059 / 7867[c])	Placebo (*N* = 8041[b] / 7822[c])
Any solicited adverse event,[d] *n* (%)	Dose 1	670 (89.6)	136 (53.8)	4732 (59.7)	2768 (35.1)
	Dose 2	582 (79.5)	104 (42.4)	3833 (49.8)	2006 (26.3)
Local reactions, *n* (%)	Dose 1	586 (78.3)	51 (20.2)	3474 (43.8)	858 (10.9)
	Dose 2	452 (61.7)	28 (11.4)	2401 (31.2)	585 (7.7)
Systemic adverse events, *n* (%)	Dose 1	557 (74.5)	120 (47.4)	3816 (48.1)	2499 (31.7)
	Dose 2	506 (69.1)	93 (38.0)	3214 (41.7)	1796 (23.5)
Any adverse event within 28 days[e]	Dose 1	177 (23.7)	71 (28.1)	1125 (14.0)	1101 (13.7)
	Dose 2	124 (16.9)	45 (18.4)	1096 (13.9)	1241 (15.9)
Related adverse event within 28 days, *n* (%)	Dose 1	27 (3.6)	11 (4.3)	202 (2.5)	184 (2.3)
	Dose 2	19 (2.6)	5 (2.0)	130 (1.7)	107 (1.4)
Severe adverse event within 28 days, *n* (%)	Dose 1	1 (0.1)	0	10 (0.1)	18 (0.2)
	Dose 2	0	0	13 (0.2)	17 (0.2)
Serious adverse event (SAE) to switch-over[f]	*n* (%)	14 (1.9)	16 (6.3)	118 (1.5)	201 (2.5)
Related serious adverse event		0	2 (0.8)	[illegible]	5 (0.1)
SAE leading to discontinuation		0	2 (0.8)	8 (0.1)	15 (0.2)
Medically-attended adverse event to switch-over[f]	*n* (%)	114 (15.2)	57 (22.5)	975 (12.1)	1178 (14.6)
Related medically-attended adverse event		5 (0.7)	4 (1.6)	91 (1.1)	63 (0.8)
Death	*n* (%)	0	0	5 (0.1)	16 (0.2)

（図11）

preparation of the manuscript. The study was co-funded by Vinbiocare Biotechnology Joint Stock Company (Hanoi, Vietnam) and Arcturus

Article

https://doi.org/10.1038/s41467-024-47905-1

Nhân Thị Hồ[1], Steven G. Hughes[2], Van Thanh Ta[3], Lân Trọng Phan[4], Quyết Đỗ[5], Thượng Vũ Nguyễn[4], Anh Thị Văn Phạm[3], Mai Thị Ngọc Đặng[3], Lượng Viết Nguyễn[5], Quang Vinh Trịnh[3], Hùng Ngọc Phạm[5], Mến Văn Chử[5], Toàn Trọng Nguyễn[4], Quang Chấn Lương[4], Vy Thị Tường Lê[4], Thắng Văn Nguyễn[5], Lý-Thi-Lê Trần[6,7], Anh Thi Van Luu[7], Anh Ngoc Nguyen[7], Nhung-Thi-Hong Nguyen[1], Hai-Son Vu[1], Jonathan M. Edelman[8], Suezanne Parker[2], Brian Sullivan[2], Sean Sullivan[2], Qian Ruan[2], Brenda Clemente[2], Brian Luk[2], Kelly Lindert[2], Dina Berdieva[2], Kat Murphy[2], Rose Sekulovich[2], Benjamin Greener[2], Igor Smolenov[2], Pad Chivukula[2], Vân Thu Nguyễn[7] & Xuan-Hung Nguyen[1,6,9] ✉

[1]Vinmec-VinUni Institute of Immunology, Vinmec Healthcare System, Hanoi, Vietnam. [2]Arcturus Therapeutics, Inc, San Diego, CA, USA. [3]Hanoi Medical University, Hanoi, Vietnam. [4]Pasteur Institute, Ho Chi Minh City, Vietnam. [5]Vietnam Military Medical University, Hanoi, Vietnam. [6]Hi-tech Center, Vinmec Healthcare System, Hanoi, Vietnam. [7]Vietnam Biocare Biotechnology Jointstock Company, Hanoi, Vietnam. [8]CSL Sequiris Inc, New Jersey, USA. [9]College of Health Sciences, Vin University, Hanoi, Vietnam. ✉e-mail: v.hungnx1@vinmec.com

（図12）

日本でも国内の2社（明治製菓ファルマ・ＶＬＰＴジャパン）がレプリコンワクチンの認可を受け、４０００～５０００人がその治験に参加しています（次頁図13）。２０２３年12月、レプリコンワクチンの危険性について記者会見で質問を受けた武見敬三厚労大臣は、「我が国の治験でファイザー製ワクチンと比較して、安全性を検討した結果、ファイザー製ワクチンのそれと遜色がなかったので、レプリコンワクチンは安全だと判断した」と述べています（次頁図14）。

新たに開発される薬剤の治験には本剤とプラセボ（偽薬）をそれぞれのグループに投与してその効果を両者間で比較するのが通例であるにもかかわらず、今回のレプリコンワクチンの治験に際しては、比較対象としてプラセボではなく、ファイザー製ワクチンが選ばれています。そして、これだけファイザー製ワクチンが多くの死者と後遺症患者を続出させているにもかかわらず、レプリコンワクチン

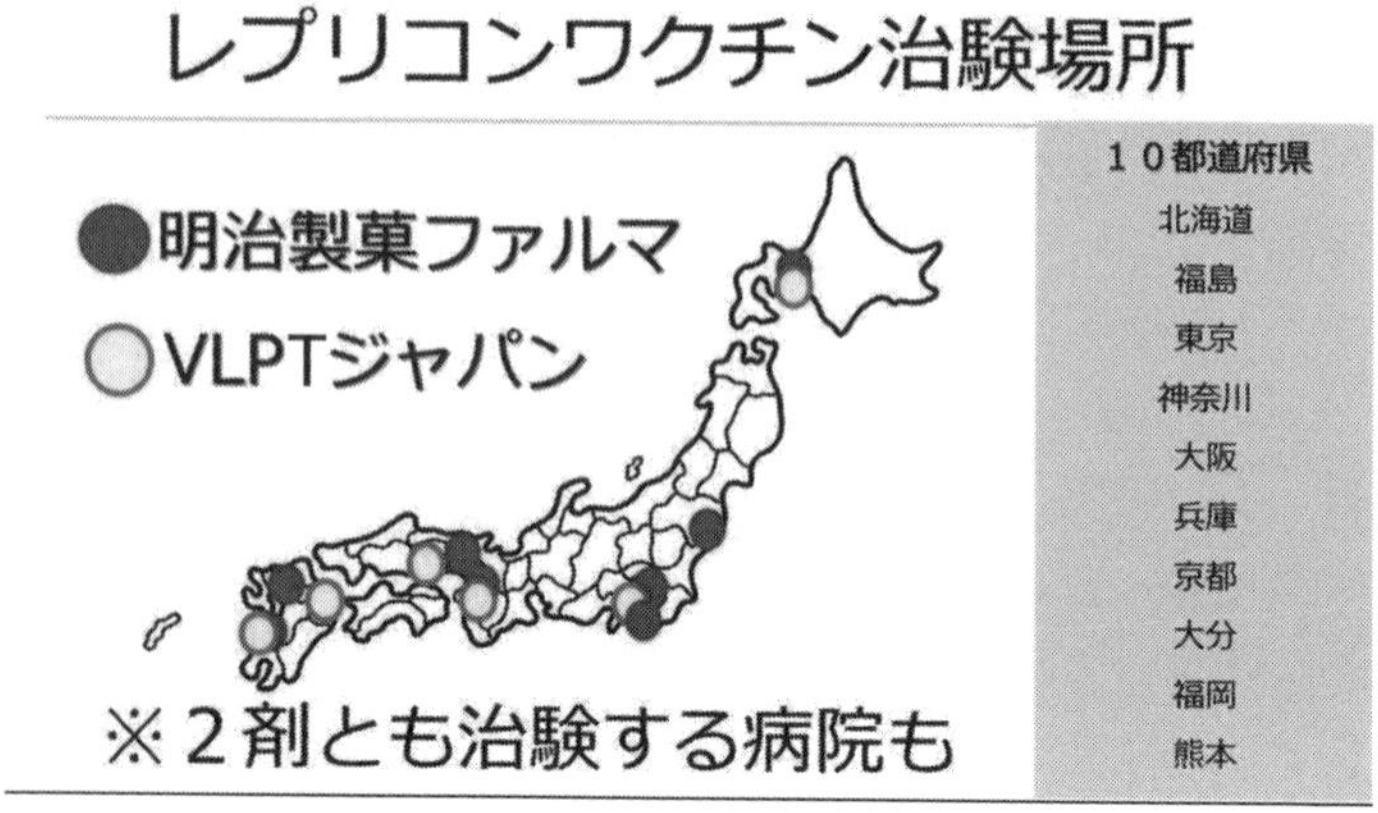
レプリコンワクチン治験場所
明治製菓ファルマ
VLPTジャパン
※２剤とも治験する病院も
１０都道府県
北海道
福島
東京
神奈川
大阪
兵庫
京都
大分
福岡
熊本

（図13）

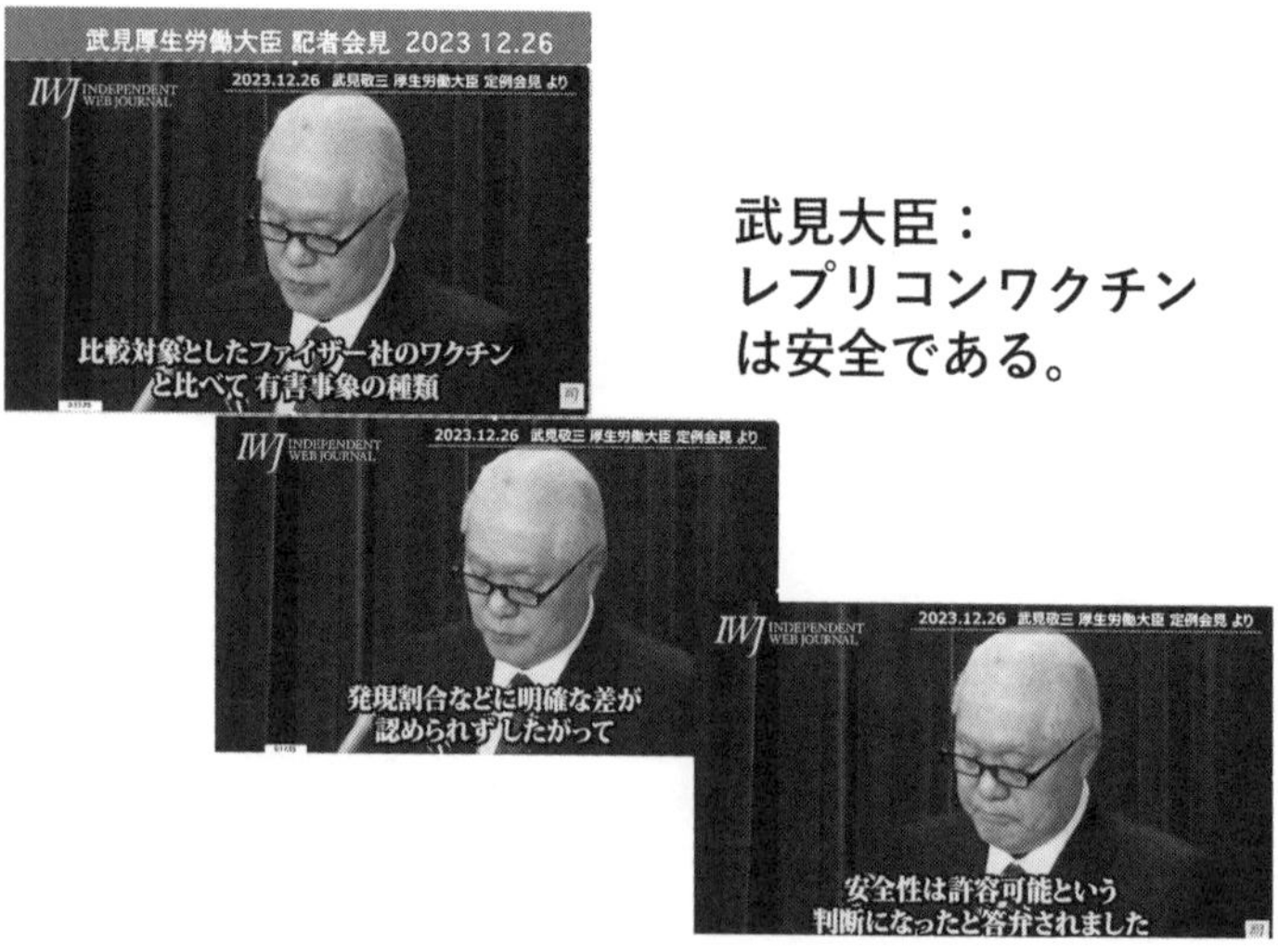
武見厚生労働大臣 記者会見 2023 12.26
INDEPENDENT WEB JOURNAL
2023.12.26 武見敬三 厚生労働大臣 定例会見 より
比較対象としたファイザー社のワクチン
と比べて 有害事象の種類
発現割合などに明確な差が
認められずしたがって
安全性は許容可能という
判断になったと答弁されました
武見大臣：
レプリコンワクチン
は安全である。

（図14）

はファイザー製ワクチンと同様に安全であると強弁しているのです。厚労省の『コロナワクチンはあくまでも安全である。』という姿勢には呆れ返る以外ありません。

最近、公開されたドキュメンタリー映画「LAST HOPE（ラストホープ）～マインドコントロールを解き放つとき～」は新型コロナワクチンの問題点を糾弾しています（次頁図15）。白鳥哲監督は公式サイトでこんなメッセージを発信しています。https://earthianalliance.com/mind/（98ページ：QRコード⑤）
「映画『LAST HOPE（ラストホープ）』を世に出していくことは、私なりに覚悟が必要でした。
世界の構造に真っ向から対立し兼ねないと思ったからです。
また、単なる陰謀論のお先棒を担ぐ映画だと誤解されるのではない

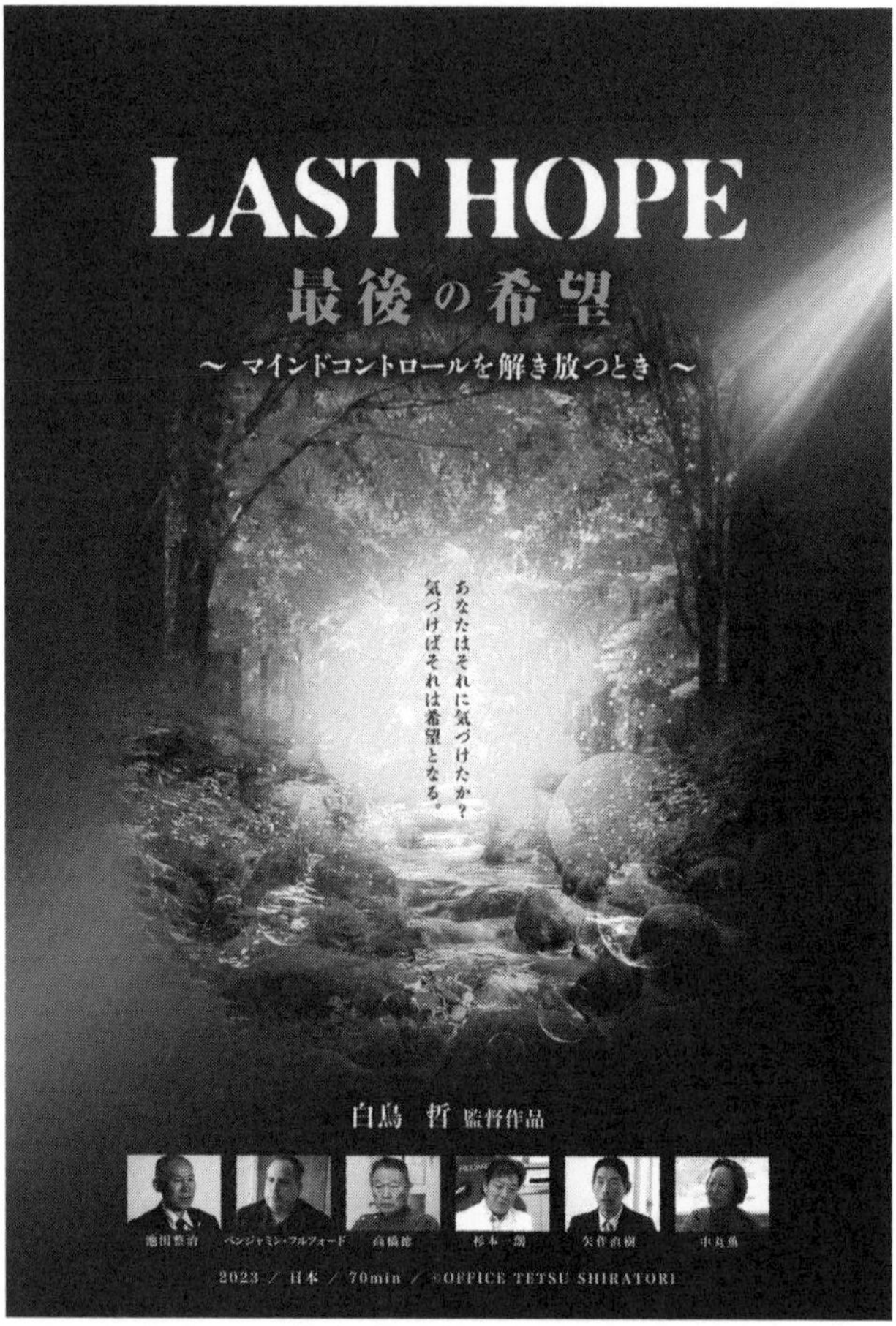

（図15）映画「LAST HOPE」（監督：白鳥哲）

かという懸念もありました。

ですが、２０２０年新型コロナウィルスのパンデミックが広がってからずっと疑問に思っていたことがあります。

治験中であるにも関わらず、

しかも任意であるはずの人類初の遺伝子ワクチンの接種を何故、急ぎ進めたのか？

ＰＣＲ陽性者をあたかも感染者にして、

何故恐怖を煽ることをし続けたのか？

自然免疫を高めることよりも、ワクチン接種や感染症対策こそが解決策のようになぜ発信し続けるのか？

ワクチン接種が始まってから、後遺症に苦しめられ、亡くなる人々が増え続けている事実は認めずに、

メディアも行政機関も事実関係が明らかにしようとしないのはなぜ

なのか？

この疑問を追求していくと、世界規模で動く産業構造が関係している ことが見えてきます。

そして、国家を凌ぐ巨万の富を得続ける金融資本家たちの思惑と関連していると考えるとすべての辻褄が合ってくるのです。

地球の全てのいのちが共存共栄できる世界を考えたときに、

「今だけ、金だけ、自分だけ」

この価値観によって先導される世界は持続可能な地球社会とは真逆にあることが分かります。

恐怖を与えて分断を作り
際限のない欲望によって膨らみ続ける構造が、この産業構造にあるのです。

これらを理解した上で、

より調和のとれた、愛が基盤にある世界とはどのような世界なのか？を問いかけなければと思いました。

この作品が、人類全体に仕掛けられたマインドコントロールを解き放ち、
いのちの循環を取り戻すきっかけとなることを切に願ってます。」

（原文ママ）

まさに白鳥監督の卓越した見解です。

公式見解では「シェディング（伝播）は起こり得ない」だが、現場からの報告は無視できない⁉

従来より、ワクチンとシェディングの関係についてはよく知られ

ていました。シェディングとは、鶏卵法で作られたワクチンの中の生きたウイルス成分が、接種した人から接種していない人に伝播して、ウイルス感染を引き起こす現象と見なされています。確かにワクチンとシェディングについて、医学検索サイト「PubMed（パブメド）」で調べてみると、多くの論文が引っかかってきますが、これらの全てが、この現象に言及したものです。

例えば、インフルエンザワクチンの接種者から、未接種者にシェディングによりインフルエンザウイルスが感染したという報告があります［参考文献7］。あるいは、コロナワクチン接種後に（たぶんＡＤＥ：抗体依存性増強により）接種者が新型コロナ（デルタ株）に感染し、そのコロナウイルスが未接種者に伝播して未接種者が新型コロナ（デルタ株）に感染したという報告もあります［参考文献8］。

インフルエンザやコロナに感染した際は、咳・痰・発熱などの上気道炎・肺炎の症状が主体となりますが、コロナワクチンのシェディングの影響は既述したように、全身の臓器に及び、多岐にわたる多様な症状が出現します。従来のシェディングの概念（ワクチンの中のウイルス成分が、接種した人から接種していない人に伝播する）とは大きく異なる現象です。

欧米ではシェディングをどのように捉えているのかを知りたくて、コロナワクチン（Covid-19 vaccine）とシェディング（shedding）との関連について英語で検索すると、「コロナワクチンは遺伝子ワクチンなので、生きたウイルスは存在せずシェディングは起こりえない」。との記載があります（次頁図16）。

https://www.healthline.com/health/vaccine-shedding#about-vaccine-

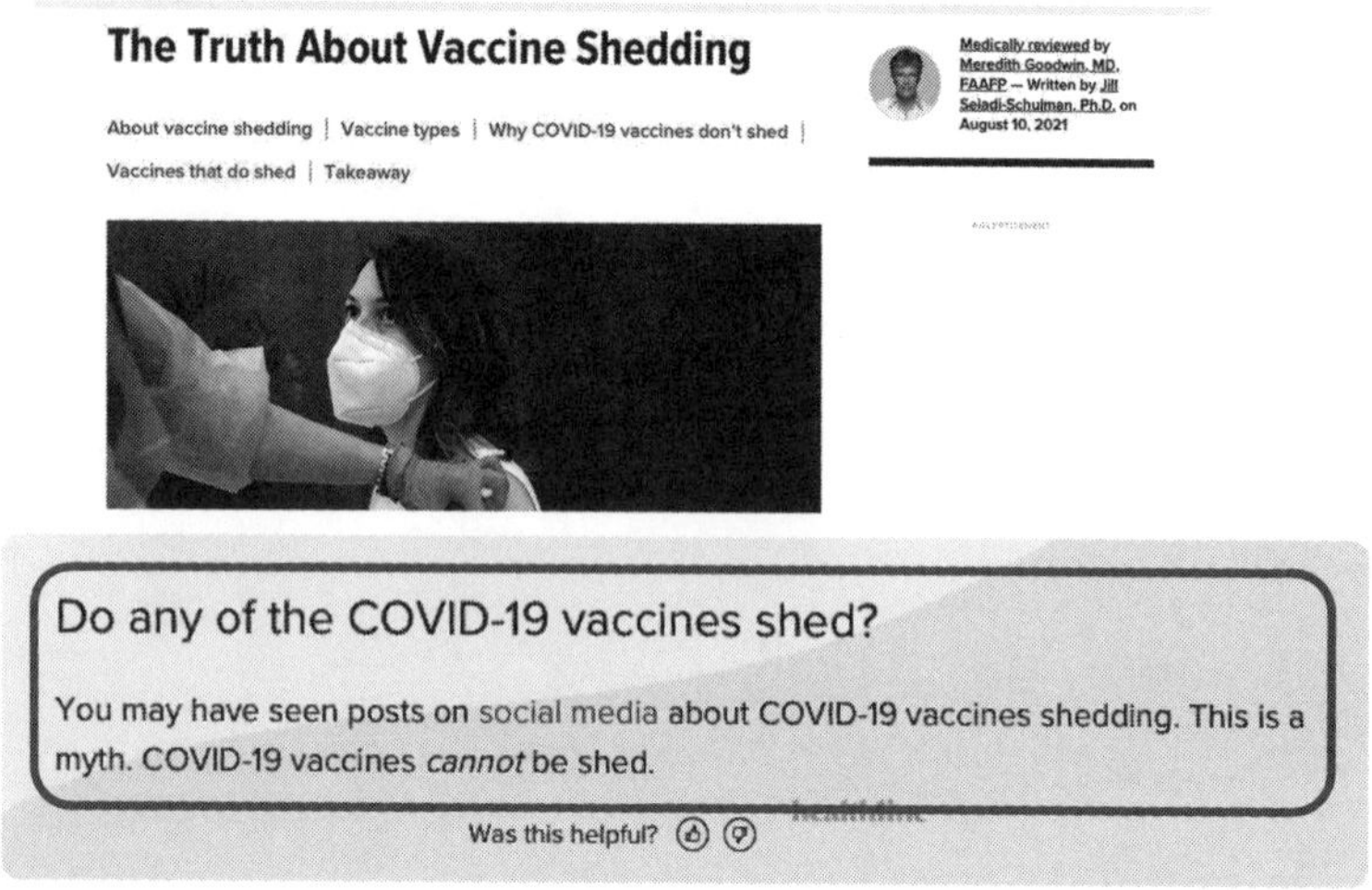

The Truth About Vaccine Shedding

Medically reviewed by Meredith Goodwin, MD, FAAFP — Written by Jill Seladi-Schulman, Ph.D. on August 10, 2021

About vaccine shedding | Vaccine types | Why COVID-19 vaccines don't shed | Vaccines that do shed | Takeaway

Do any of the COVID-19 vaccines shed?

You may have seen posts on social media about COVID-19 vaccines shedding. This is a myth. COVID-19 vaccines *cannot* be shed.

Was this helpful?

(図16)

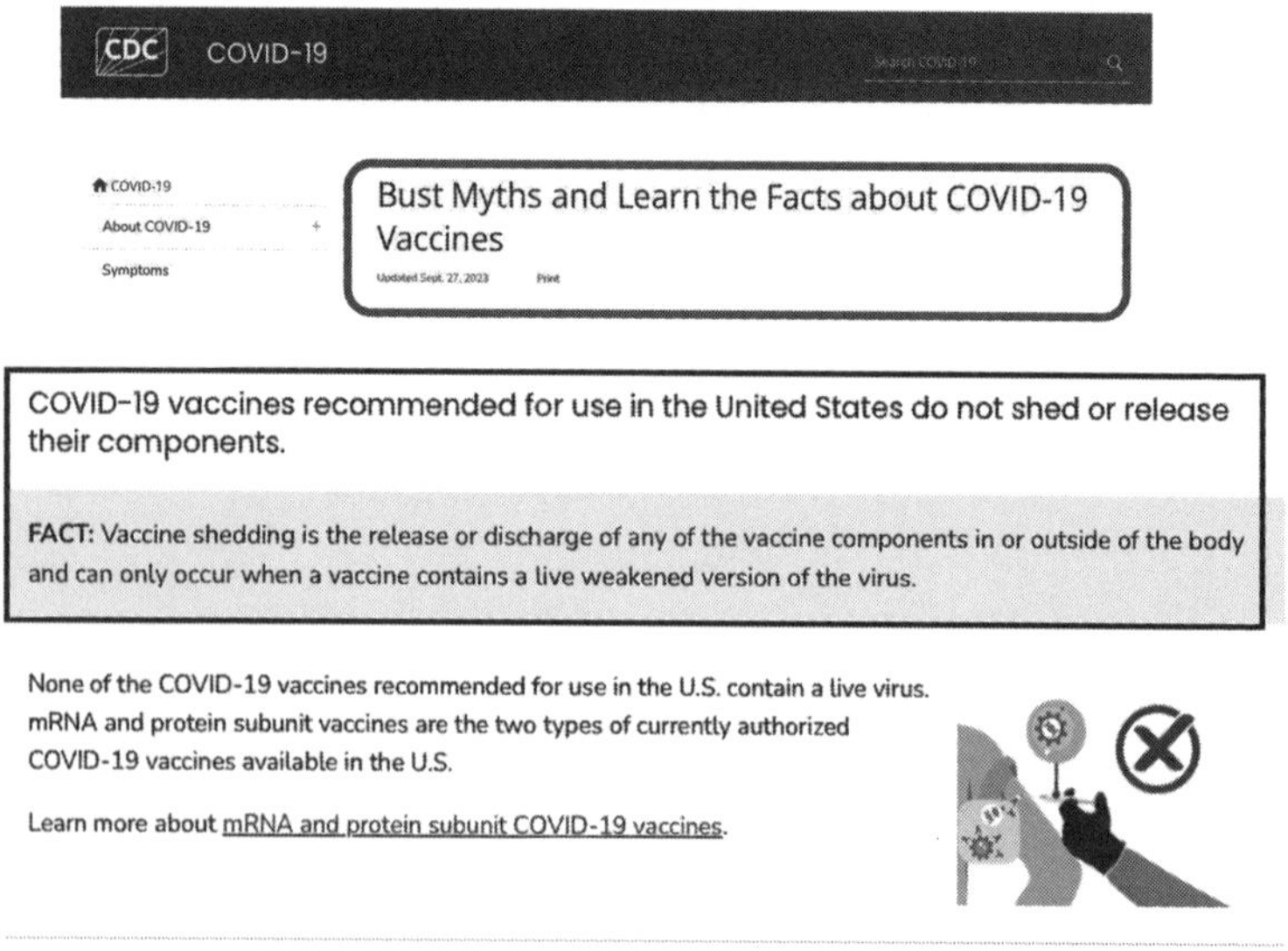

CDC COVID-19

COVID-19

About COVID-19

Symptoms

Bust Myths and Learn the Facts about COVID-19 Vaccines

Updated Sept. 27, 2023 Print

COVID-19 vaccines recommended for use in the United States do not shed or release their components.

FACT: Vaccine shedding is the release or discharge of any of the vaccine components in or outside of the body and can only occur when a vaccine contains a live weakened version of the virus.

None of the COVID-19 vaccines recommended for use in the U.S. contain a live virus. mRNA and protein subunit vaccines are the two types of currently authorized COVID-19 vaccines available in the U.S.

Learn more about mRNA and protein subunit COVID-19 vaccines.

(図17)

shedding（98ページ：QRコード⑥）

この記事は、２０２１年に書かれたものですが、最近（２０２３年）の米国ＣＤＣ（疾病対策予防センター）のＨＰには「作り話を粉砕して、コロナワクチンについて真実を学ぼう」と題した記事があります（図17）。「ワクチンのシェディングはワクチンが弱毒化した生きたウイルス（a live weakened version of the virus）を含んでいる際にのみ起こりうる。コロナワクチンには生きたウイルスは存在せず、従ってシェディングは起こりえず、作り話（Myths）である」と断じています。

https://www.cdc.gov/covid/vaccines/myths-facts.html?CDC_AAref_Val=https://www.cdc.gov/coronavirus/2019-ncov/vaccines/facts.html

（98ページ：ＱＲコード⑦）

Chat GPT（対話型生成ＡＩ）に以下の問いかけをしてみました。

「コロナワクチンを接種した人から接種していない人に、ワクチンの毒性が伝播することはありますか？」すると、こんな優等生的な答えが返ってきました。

「いいえ、コロナワクチンを接種した人から接種していない人にワクチンの毒性が伝播することはありません。ワクチンは、免疫系を活性化してウイルスに対する防御を強化するためのものであり、他の人に毒性を伝播させるような仕組みはありません。科学的な証拠や研究から、ワクチン接種後に他の人に毒性を伝播させるという現象は確認されていません。ワクチン接種は、個人とコミュニティ全体の健康を向上させるための有効な方法であり、安全性と効果が確立されています」と。

日本でも、厚労省や医師会は「コロナワクチン接種後のシェディングは、存在しない」という姿勢をとっています。医学的な専門の検索サイト（PubMed）を使い英語で調べてみても、コロナワクチンとシェディングの関係性を懸念した報告が一例も見つかりません。世界中のワクチンや感染症の専門家・研究者の間でも、この臨床像が真摯に受け取られていないのかもしれません。それでは、コロナワクチンのシェディング現象はやはり「都市伝説・作り話」なのでしょうか？

アメリカのテレビ（NBC・CBS・CNN）や新聞（USA Today・Los Angeles Times・Washington Post）を通じて、最新の健康情報を発信しつづけている自然派の医師がいます（レイ・サヒリアン）。彼の著書は翻訳され日本でも出版されていますが［参考文献9］、彼が2021年12月に、シェディングに関して興味深い記事を書いています。

https://raysahelian.com/covidvaccinesideeffects.html（98ページ：QRコード⑧）

「コロナワクチンのシェディングについて、よく聞かれることがありますが、私はそれに関する論文や報告を見かけたことはありません。私の科学者の友人もシェディングについては懐疑的でした。2カ月前、彼が発熱・悪寒・倦怠感で寝込んだことがありました。コロナ検査は陰性でした。私は彼に『シェディングじゃないの？』と聞いてみました。そこで彼は思い出したのです。症状が出る4日前に母親に会っていたことを。母親はモデルナワクチンを打っていました。

彼は別のケースも思い出したのです。ごく最近モデルナワクチンを打った同僚と長時間会話をした直後から、同様の症状（発熱・悪寒・倦怠感）が出たのです。これは単なる偶然でしょうか？　私にはもっと多くのエビデンスが必要ですが、科学者がしっかり解明してくれるまで、その可能性を否定できないです。性交中にスパイク蛋白が体液を介して相手に移行する可能性もありますが、発症するのに必要なスパイク蛋白の量は不明です。スパイク蛋白が空気を介して移行するとなると、シェディングは２週間以内に出現するかもしれません。ワクチン接種者本人は無症状であっても、その人がキャリアとなって、近くのワクチン未接種者に症状を出現させるかもしれない。私はシェディングの可能性についてますます寛容になっています」

私（高橋徳）は２０２２年12月から１年間、東京・六本木でワクチン後遺症専門外来を担当しました。週に一回だけでしたが、午前

10時から午後6時まで、ワクチン後遺症で苦しむ患者さんばかりを1日中（15〜20名）診察していました。そして診察中に突然、襲ってくる今まで経験したことのない強烈なめまいを何度も体感しています。診察室という小さな密室の中で、ワクチン接種者と長時間接触したことによるシェディングが原因であったと考えています。

シェディングについての文献検索を続けていると、こんな論文を最終的に見つけることができました［参考文献10］。著者はフランス・マルセイユの薬学者（ヘレン・バナウン）。

「コロナワクチン接種後の副作用（後遺症）と同様の症状が、ワクチン接種者と接触したワクチン未接種者にも出現することが多数の報告により判明している」と述べてシェディング現象を明確に肯定しています。そしてシェディングの原因物質として、ワクチンに含まれる脂質ナノ粒子（lipid nanoparticles: LNPs）やｍＲＮＡワクチンにより体内で合成されるスパイク蛋白を挙げています。これらがワクチン接種者の体液（汗・痰・母乳・精液）、呼気、皮膚を通して体外に排出される可能性を指摘しているのです。コロナワクチンとシェディングの関係性について前向きに、積極的に取り組んだ世界初の医学論文です。

・

私は臨床医として断言します。シェディングは決して「都市伝説・作り話」などではなく、事実です。残念ながら、査読を受けた医学論文として、コロナワクチンに起因するシェディングを取り扱った報告は未だ皆無に近いので、国内外のインターネットからの記事を参考にしながら、シェディングの現況を探ってみることにします。

シェディングの機序

ファイザー社やモデルナ社がワクチン成分の全容を公開していないので、シェディングの原因ついては憶測の域を出ません。シェディングを認めていないので、当然治療法の研究も進みません。

シェディングの機序・病態の本質は何なのでしょう？

以下の3つ物質の関与が想定されています。

（1）酸化グラフェン

（2）スパイク蛋白

（３）有機溶媒

それでは、１つずつ解説していくことにします。

（１）酸化グラフェン

グラフェンは、炭素原子のシート状物質で、炭素原子とその結合からできた蜂の巣のような六角形格子構造をとっています。名称グラファイト（Graphite：黒鉛）に由来します。グラファイト自体もグラフェンシートが多数積み重なってできています。熱伝導が世界で最も良いとされ、電気の伝導度もトップクラスに良い物質とされています。

グラフェンについては10年近く前から、その危険性が指摘されていました。２０１３年7月には、こんな記事が配信されていました

EE Times Japan > グラフェンが健康被害を及ぼす可能性、米大学が指摘...

材料技術

グラフェンが健康被害を及ぼす可能性、米大学が指摘

次世代の材料として注目されているグラフェンの有害性を指摘する研究結果を、米大学が報告した。細胞内に入り込み、機能を破壊するという。

2013年07月25日 10時51分 公開

[R. Colin Johnson, **EE Times**]

印刷する | 通知する | 見る | Share | 6

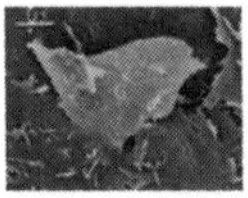

米国のBrown University（ブラウン大学）の研究グループによると、未来の半導体材料として期待されているグラフェンが、生体細胞の機能を破壊する細胞毒性を持つことが明らかになったという。この研究結果が、他の研究機関からも実証されることになれば、グラフェンは、カーボンナノチューブとともに、危険物として分類される可能性がある。

Brown Universityの病理学・臨床検査医学教授であるAgnes Kane氏は、「グラフェンは、カーボンナノチューブよりも簡単に製造できる。このため将来的に、多くの用途においてカーボンナノチューブを置き換える可能性がある」と述べている。

（図18）

（図18）。米国のブラウン大学の研究は、未来の半導体材料として期待されているグラフェンが、生体細胞の機能を破壊する細胞毒性を持つことを明らかにしています。そしてグラフェンは、カーボンナノチューブとともに、危険物として分類される可能性を指摘しています。同大学のアグネス・ケイン教授は「グラフェンは、数多くのユニークな特徴を備えている。その中でも最も重要なのが、一般的に、天然資源であるグラファイト（黒鉛）から製造されるという点だ。化学的剝離または機械的剝離によって炭素層を分離すると、乾燥粉末になるため、吸入暴露の危険性が生じる」と説明しています。

ケイン教授がグラフェンの毒性試験を実施した結果、カーボンナノチューブと同様に、生体細胞の機能を破壊することが判明しました。実際のグラフェンの破片は、鋭くとがった突起を持っており、グラフェンの突起が細胞壁を突き破り、細胞内に入っていくことが明らかになっています。
https://eetimes.itmedia.co.jp/ee/articles/1307/25/news051.html（98ページ：QRコード⑨）
「温度・歪み・磁場のコントロールにより磁化したグラフェンにおける磁性領域の観察」という論文があります。グラフェンが強磁性を持つのに重要な因子は温度と磁場です。患者の体内に注入されてはじめて、体温や水素の影響を受けてはじめて磁性を帯びます［参考文献11］。

ファイザーとモデルナのいずれにも、コロナワクチンの添付文書には、原材料に「酸化グラフェン」の記載はありません。しかし2022年、英国の研究機関がワクチンバイアルに酸化グラフェンが含まれていることを確認しています（図19）。バイアル（注射剤の

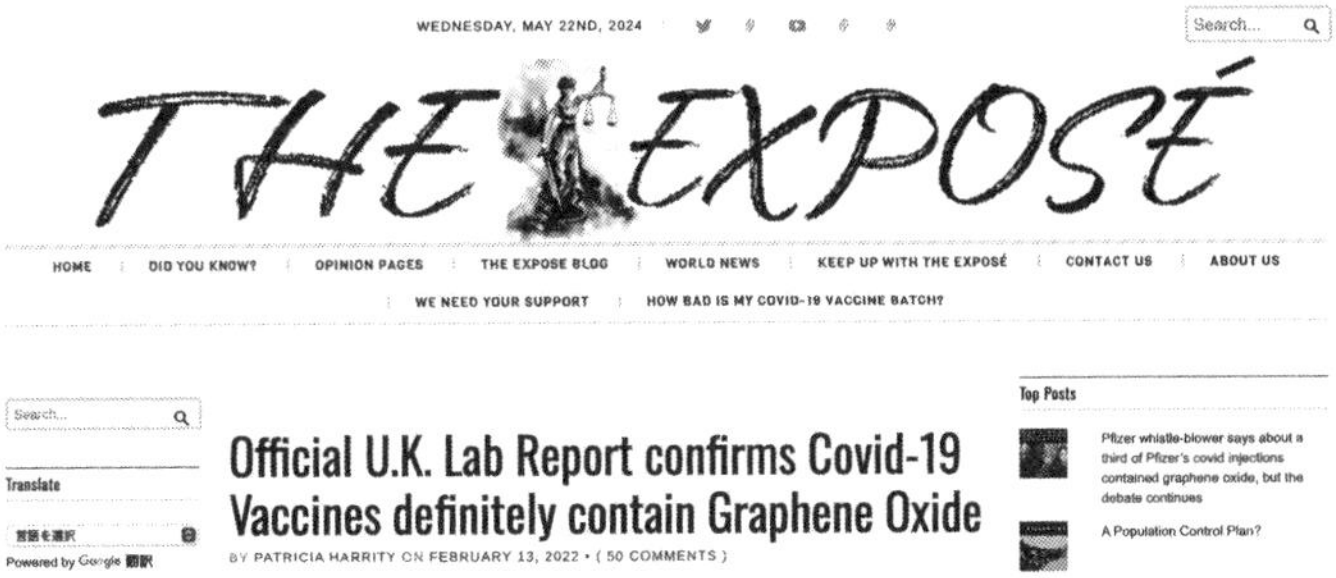
WEDNESDAY, MAY 22ND, 2024
Search...
THE EXPOSÉ
HOME
DID YOU KNOW?
OPINION PAGES
THE EXPOSE BLOG
WORLD NEWS
KEEP UP WITH THE EXPOSÉ
CONTACT US
ABOUT US
WE NEED YOUR SUPPORT
HOW BAD IS MY COVID-19 VACCINE BATCH?
Search...
Translate
Powered by Google 翻訳
Official U.K. Lab Report confirms Covid-19 Vaccines definitely contain Graphene Oxide
BY PATRICIA HARRITY ON FEBRUARY 13, 2022 • (50 COMMENTS)
Top Posts
Pfizer whistle-blower says about a third of Pfizer's covid injections contained graphene oxide, but the debate continues
A Population Control Plan?

（図19）

入った容器）の内容物は分光法などで精査され、種々の成分が確認されています。「グラフェンは体内の自然バリアを通過し、中枢神経系を損傷する。酸化グラフェンは内臓、生殖器系、血液、細胞（ミトコンドリア、ＤＮＡ）を損傷し、発癌や老化を促進する。炎症を誘発し、細胞死を引き起こす」との記載があります。

加えて、酸化グラフェンは、接種者の呼気や体液を通じて、未接種者に伝播していることを明らかにしています。

https://dailyexpose.uk/2022/02/13/uklab-confirms-graphene-in-covid-vaccines/（98ページ：ＱＲコード⑨）

２０２１年7月、スペインのフィリップ医師は、コロナワクチン接種後、慢性疲労・めまい・記憶障害、時には麻痺や不正出血を訴えるようになった患者から血液サンプルを採取しました。彼らの血液には、異常なチューブ状の構造があり、いくつかの粒子が光り、多くの損傷した細胞が存在していました。そしてこれらの異常は健康な細胞にはほとんど見られなかったのです。このチューブ状の構造がグラフェンだったのです。ワクチン接種者と非接種者から採取した血液サンプルのスライドで、グラフェンが大きな繊維や構造に成長し、磁気特性や電荷を得て、繊維は筋状のより複雑な構造を示していることが観察されました（図20）。

さらに、フィリップ医師は「グラフェンは接種者から未接種者に

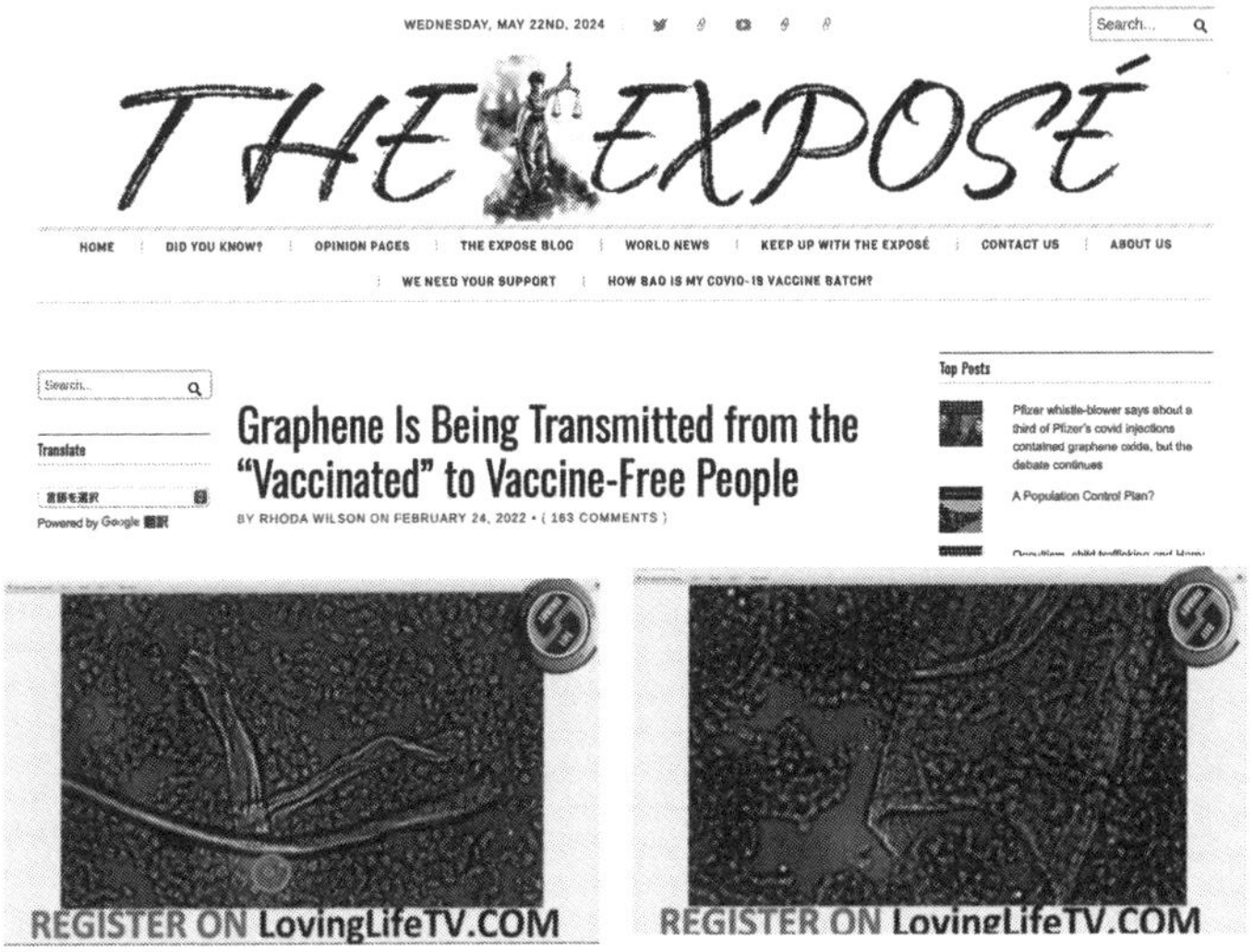
WEDNESDAY, MAY 22ND, 2024
Search...
THE EXPOSÉ
HOME
DID YOU KNOW?
OPINION PAGES
THE EXPOSE BLOG
WORLD NEWS
KEEP UP WITH THE EXPOSÉ
CONTACT US
ABOUT US
WE NEED YOUR SUPPORT
HOW BAD IS MY COVID-19 VACCINE BATCH?
Search...
Translate
言語を選択
Powered by Google 翻訳
Graphene Is Being Transmitted from the "Vaccinated" to Vaccine-Free People
BY RHODA WILSON ON FEBRUARY 24, 2022 • (163 COMMENTS)
Top Posts
Pfizer whistle-blower says about a third of Pfizer's covid injections contained graphene oxide, but the debate continues
A Population Control Plan?
REGISTER ON LovingLifeTV.COM
REGISTER ON LovingLifeTV.COM

（図20）

伝わる」という結果を発表しています。グラフェンの「破片」が「ワクチン接種者」から「ワクチン未接種者」に伝わり（伝播し）、彼らの赤血球を破壊し、未接種者にも血栓を引き起こす可能性を指摘しています。

https://dailyexpose.uk/2022/02/24/graphene-is-being-transmitted-from-vaccinated/（98ページ：QRコード⑩）

元ファイザー社員のカレン・キングストンはコロナワクチンの構造について述べています。新型コロナワクチンの脂質ナノ粒子（LNP）は四層構造（PEG・イオン化脂質・リン脂質・コレステロール）で包まれており、mRNAを内包して分解から保護し、血液内はもちろん、細胞内にも入りやすくデザインされています（図21）。そしてこれらに加えて、5つめの添加剤として酸化グラフェ

脂質ナノ粒子 (LNP)

脂質：　エーテルやクロロホルムなどの有機溶媒に溶ける

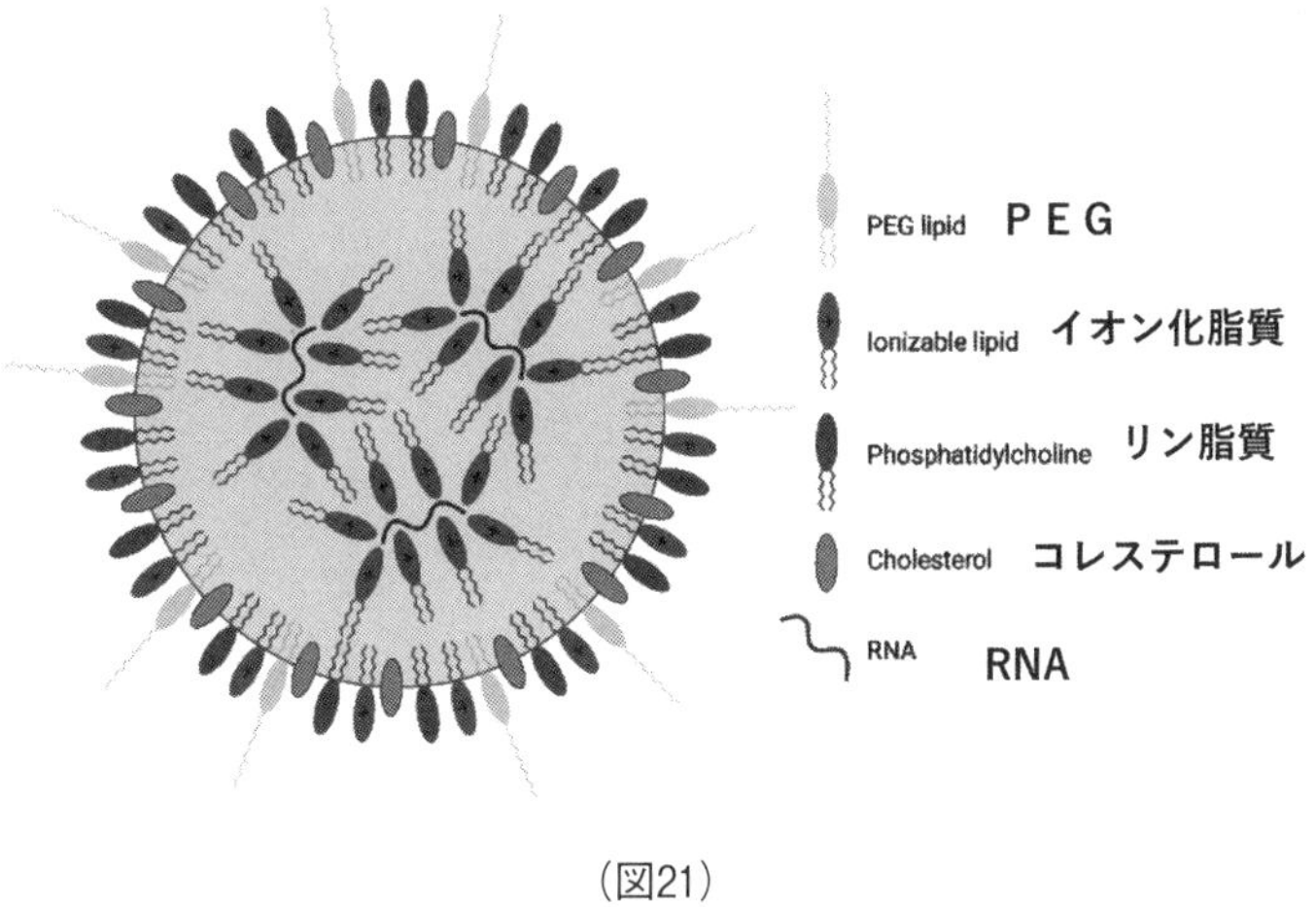

（図21）

ンが存在するようです。酸化グラフェンは、元々が電気誘導体で、いったん体内に入ると数カ月間にわたって磁力や電力を持ち続けると推察されています。
https://www.bitchute.com/video/22FBnWIq0Sfx/（98ページ：QRコード⑪）

スパイク蛋白・酸化グラフェン・LNPが体外に排出される機序には、エキソソーム（exosome）の関与が考えられています。エキソソームは、あらゆる細胞から細胞外に分泌される小胞（Extracellular Vesicle: EV）で、直径30～150ナノメートルほどの大きさです。細胞外分泌メカニズムの一つと考えられています。ワクチン接種者においては、スパイク蛋白・酸化グラフェン・LNPがエキソソームの形で体内を循環し、体外に放出されたエキソソームが、周囲の人々に伝播する可能性はありえます［参考文献10］。

２０２３年1月、アメリカの裁判所がファイザー社の機密文書をＦＤＡに命じて提出させました。そして、２０２３年4月のニュースで、ワクチンバイアルの中に、グラフェンが入っているという事実が報道されています（次頁図22）。「陰謀論と言われてきたことが、製薬会社自身の書類から真実だったことが判明したのです。さもなければ、75年間ずっと隠されつづけたことでしょう」と興奮気味に、この記事は語っています。

https://www.thelibertybeacon.com/fda-confirms-graphene-oxide-is-in-the-mrna-covid-19-vaccines/（98ページ：ＱＲコード⑫）

これが、ファイザー社が公開した文書です（次頁図23）。この文書の7ページには、確かにgraphene oxide（酸化グラフェン）が使

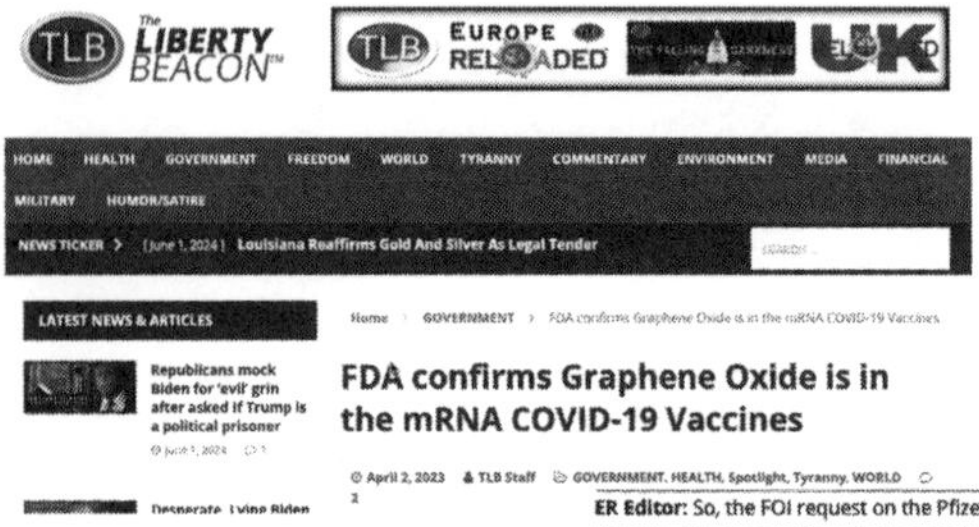

FDA confirms Graphene Oxide is in the mRNA COVID-19 Vaccines

April 2, 2023 TLB Staff GOVERNMENT, HEALTH, Spotlight, Tyranny, WORLD 2

ER Editor: So, the FOI request on the Pfizer documents is revealing that **graphene oxide IS listed by Pfizer as an ingredient or rather, is part and parcel of the MANUFACTURING PROCESS.** An online search for **125742_S1_M4_4.2.1 vr vtr 10741.pdf,** released to the public on February 1, 2023, reveals that this story broke a little over a week ago in the US, quietly of course. The Expose have just picked it up, and provide us with an overview of the harmful additives / structures in the vaccines beyond just GO, as well as the doctors and researchers trying to expose this.

See the list of confidential Pfizer documents released to date: https://icandecide.org/pfizer-documents/ Enter the document # (as above) in their search field to pull up the PDF. Mention of GO is made on **page 7 of the relevant PDF.** (Or readers can perform precisely the same procedure on the **PHMPT website.**) This document was approved on **Dec. 27, 2020** according to information on the left side of each page, based on findings made during 2020. Covid 'vaccines' were pushed on medical staff worldwide during December 2020, and released to the general public during January 2021.

It obviously matters that this 'conspiracy theory' can be put to rest and shown to be true according to Pharma's own documents, that would otherwise have been hidden for 75 years.

(図22)

PF-07302048: Structural and Biophysical Characterization of SARS-CoV-2 Spike Glycoprotein (P2 S) as a Vaccine Antigen
VR-VTR-10741, Ver. 2.0

I Pfizer

Title: Structural and Biophysical Characterization of SARS-CoV-2 Spike Glycoprotein (P2 S) as a Vaccine Antigen

3.4. Cryo-EM of P2 S

For TwinStrep-tagged P2 S, 4 μL purified protein at 0.5 mg/mL were applied to gold Quantifoil R1.2/1.3 300 mesh grids freshly overlaid with graphene oxide. The sample was blotted using a Vitrobot Mark IV for 4 seconds with a force of -2 before being plunged into liquid ethane cooled by liquid nitrogen. 27,701 micrographs were collected from two identically prepared grids. Data were collected from each grid over a defocus range of -1.2 to -3.4 μm with a total electron dose of 50.32 and 50.12 $e^-/Å^2$, respectively, fractionated into 40 frames over a 6-second exposure for 1.26 and 1.25 $e^-/Å^2$/frame. On-the-fly motion correction, CTF estimation, and particle picking and extraction with a box size of 450 pixels were performed in Warp (Tegunov & Cramer, 2019), during which super-resolution data were binned to give a pixel size of 0.87 Å. A total of 1,119,906 particles were extracted. All subsequent processing was performed in RELION 3.1-beta (Zivanov et al, 2018). Particle

（図23）

用されているとの記載があります。

https://phmpt.org/wp-content/uploads/2023/02/125742_S1_M4_4.2.1-vr-vtr-10741.pdf（98ページ：ＱＲコード⑬）

しかし、特殊な電子顕微鏡（cryogenic-electron microscopy）下で試料を観察するために酸化グラフェンが使われたのであって、ｍＲＮＡワクチンに酸化グラフェンが含まれている訳ではないとの意見もあります。

https://jp.reuters.com/article/factcheck-graphene-document/fact-check-document-mentioning-cryogenic-electron-microscopy-does-not-prove-pfizer-covid-19-vaccine-contains-graphene-oxide-idUSL1N367204/（98ページ：ＱＲコード⑭）

記述したように２０２２年に英国の研究機関がワクチンバイアル

に酸化グラフェンが含まれていることを確認しています。英国だけではなく、日本を含め世界の研究機関が、ファイザーやモデルナのコロナワクチンの中に酸化グラフェンが含まれているのか、いないのかを真摯に研究すべきです。どうしてこんな重要な事象を世界中の研究者が検討しようと思わないのか不思議でなりません。

酸化グラフェンは広く周波数の電磁波を吸収する能力があります。加えて、特定の波長の電磁波を透過させる能力も兼ね備えているようです。従ってコロナワクチンの中に含まれている酸化グラフェンがワクチンとして体内に注入されたら、我々の体が電磁波に過敏となる可能性があります。そして、ワクチン接種者の体が酸化グラフェンによって電磁波のアンテナとして機能するのです。ワクチン接種者の体内からBluetooth信号が発信されている可能性が検証されています。もしこのことが事実であれば、接種者は電磁波を受信しているのみならず、電磁波を発信していることが考えられます。
https://x.com/sibirekurage369/status/1646521606230114305（98ページ：QRコード⑮）

ワクチン接種者の体内からBluetooth信号が発信されている現象はMAC（Media Access Control）現象とよばれています（図24）。酸化グラフェンと電磁波の関係について、詳細に説明している動画があります。以下にその概要を紹介します。
https://www.nicovideo.jp/watch/sm41222428（98ページ：QRコード⑯）
「MAC現象とは、コロナワクチンを接種した人が、Bluetoothの無線ネットワーク上のMACアドレスを発信する現象です。このM

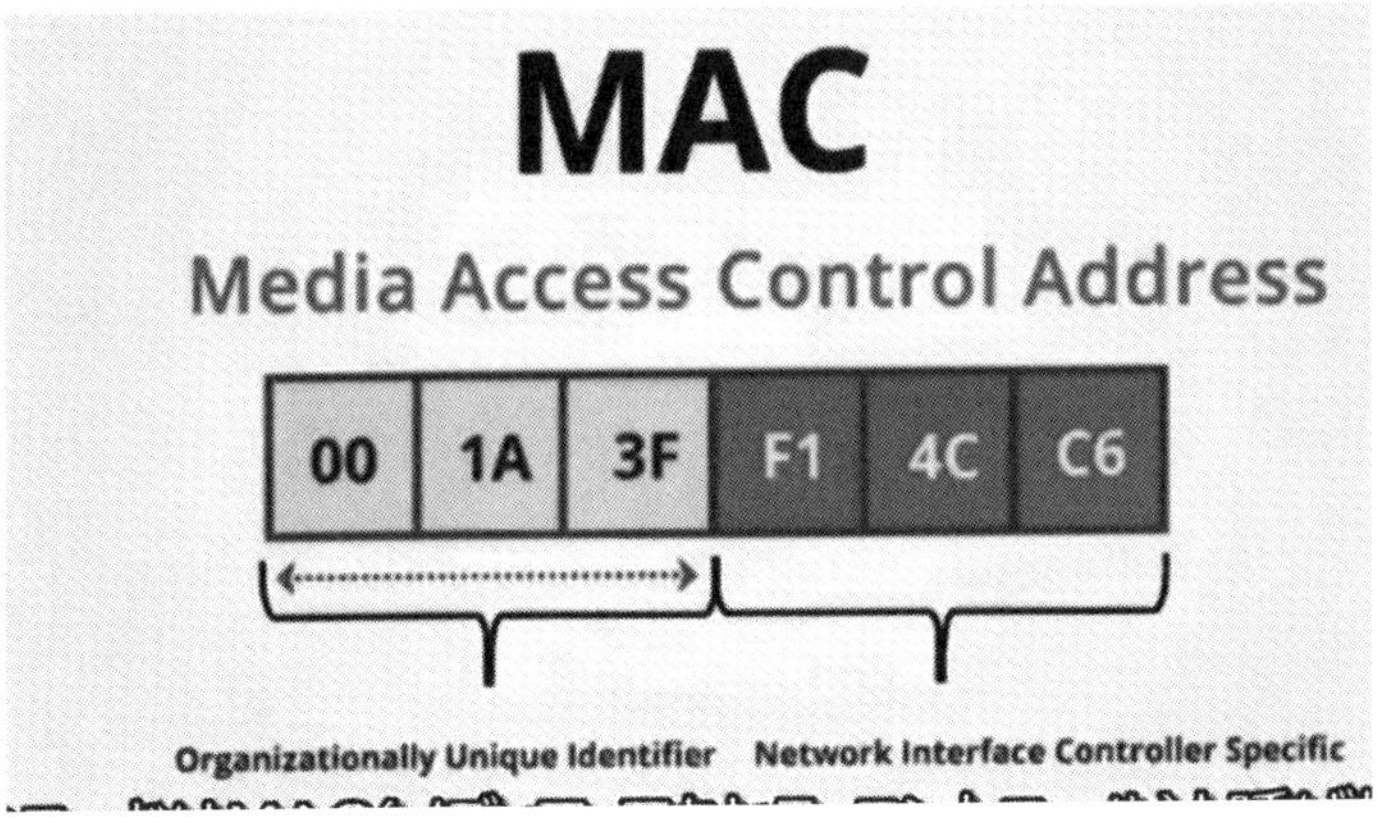

（図24）

ACアドレスは、通常の機器（プリンタ・コンピュータ・携帯電話など）のMACアドレスと異なり、製造元がわからないという特徴があります。

携帯電話のBluetoothをオンにして、別の機器をペアリングしようとした時にこのMACアドレスが発見されたのです。MACアドレスの多くのリストが現れ、それは既知のデバイスに対応していませんでした。そしてワクチンを接種した人からは

ＭＡＣアドレスが発信されるのに対し、接種していない人からは全くＭＡＣアドレスが発信されなかったのです。

誰でもできる簡単な実験として、交通量が少なくスピードの出ない道路で、定期的な人通りがないような場所を探してみてください。道路の両方向に車の往来を観察できる安全な場所に身を置きます。『BLE Scanner』という無料のアプリがあります。これをiPhoneにインストールしてBluetoothを起動すると、車内のワクチン接種者が自分のいる地点に近づくと現れ、遠ざかると消えることに気づくでしょう」

「ワクチン接種者がBluetoothを通して見えるこれらのＭＡＣアドレスを発するとすれば、ＭＡＣ現象にはワクチンが関係していると考えるのが自然です。ＭＡＣの発信現象を引き起こしているのは、ワクチンの中の何なのか？　という疑問を持たざるをえません。
酸化グラフェンは徐々に分解され、グラフェン量子ドットが形成されます。比較的少量のグラフェンで、大きなシートが分解されてできる数千個のグラフェン量子ドットが形成され、体中に拡散されることが可能です。一方でグラフェンは、超伝導的性質を持ち、ナノ（10〜9）メートルに縮小すると、量子的な性質を獲得し、あたかもアンテナのように信号やパルスを伝導する能力を発揮するようになります」

私（高橋）はこのアプリをiPhoneにインストールして早朝（午前6時）、地下鉄の駅のホームでMACアドレスを検知してみました。誰もいないホーム上では3個ほどのMACアドレスが検知されるのみでしたが、列車が近づいてくると、一挙に大量（50〜100

個）のＭＡＣアドレスがiPhoneの画面上に出現しました。そして、客の乗降が済み列車がホームを離れると、ＭＡＣアドレスの数は速やかに減少しました。

グラフェンは電磁波を吸収し、ギガヘルツからテラヘルツまでの信号を増幅できることが実証されています。現在、携帯電話に利用されている電磁波は４Ｇが１〜２ギガヘルツ、５Ｇが40〜50ギガヘルツなので、グラフェンはこれらの周波数に容易に反応します。

コロナワクチン接種者に磁石が付着する現象は、種々の動画で確認されています。アメリカの番組「Stew Peters Show」で取り上げられています。

https://rumble.com/vi6vfp-exposed-magnetism-intentionally-added-to-vaccine-to-force-mrna-through-enti.html（98ページ：ＱＲコード

⑰

磁石が付着するということは、磁場が発生していることになります。外界の電磁場の変化が、体内の電磁場の変化を引き起こしている可能性があります。イタリア人の測定者は以下のように言っています。

「これは酸化グラフェンによる作用だ。グラフェンが生体内の水素と反応するとこのような性質を持つ」

そして、この磁石が付着する現象は、コロナワクチン接種者に限ったことではありません。シェディングで苦しんでいるワクチン未接種者にも同じ現象が見られています。私自身、過去3年間、ワクチン後遺症患者を日常的に診察しており、以来、慢性的なめまいを体験しています。そして3年来、私の額には磁石がいつも付着します。酸化グラフェンがワクチン接種者から未接種者に伝播している

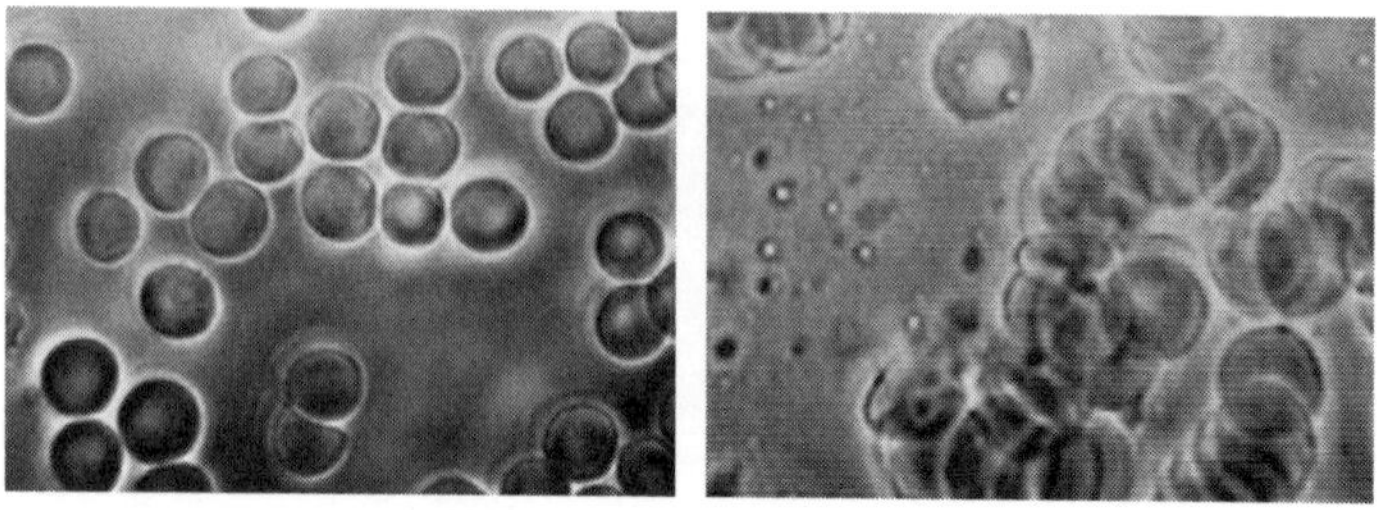

（図25）

という考えを間接的に証明していることになるかもしれません。

赤血球の表面は本来、マイナスにチャージ（帯電）されており、マイナスとマイナス同士なので、お互いが離散しています。ところが、これらの一部がプラスにチャージされると、マイナスとプラスの関係になりお互いが結合してしまいます。このように赤血球同士が数珠状にくっついてしまう現象は、「連銭現象」と呼ばれています（図25）。

この「連銭現象」はほとんど例外なく、

ワクチン後遺症の患者に見られます。そして驚くべきことに、私を含めた多くのシェディング症例にも見られ、全身の陽電化・帯電が推察されます。

全身の陽電化・帯電・酸化現象に随伴する赤血球の「連銭現象」は、当然、血管内の血栓形成につながる可能性があります。赤血球は陽電化すると固まり、機能低下し、壊れていきます。血管内の微細な血栓は、症状としては認識されないかもしれませんが、これが巨大化して脳や心臓に発現したら生命の危険につながります。

赤血球のみならず、全身の様々な細胞それぞれがプラスチャージされ、磁力を持ってしまった場合、その働きはどうなるのでしょうか？　ワクチン接種・未接種にかかわらず、酸化グラフェンが体内に入った場合、生体の電磁場が多角的に変調をきたす可能性があります。

この酸化グラフェンが既存の血液検査でピックアップできない場合には、原因不明・対処法なしとして、臨床現場では匙を投げられてしまう結果となります。

（2）スパイク蛋白

コロナワクチン接種を受けると、ｍＲＮＡの指示で生体内でスパイク蛋白が作られます。このスパイク蛋白がＡＣＥ２（アンジオテンシン変換酵素２）受容体に結合すると、細胞内のＡＣＥ２受容体からミトコンドリアへのシグナル伝達が阻害され、最終的にミトコンドリアが損傷を受けて活性酸素が増加します［参考文献12］。増加した活性酸素が血管内皮を損傷させ、血管炎や臓器障害が発症することになります。加えて、損傷したミトコンドリアはエネルギーの源であるＡＴＰ（アデノシン三リン酸）産生能を著しく低下させ、全身倦怠感が顕著となります［参考文献５］。

接種者の呼気や汗腺から放出されるスパイク蛋白が、非接種者に伝播する可能性も否定できません。しかしながら、現在のところ、既述した酸化グラフェンのように、シェディングの原因として明確に特定されてはいません。

最近、高知大学の皮膚科学教室から、興味ある論文が発表されました［参考文献13］。ワクチン接種後に湿疹が出現した患者の皮膚を採取して顕微鏡で調べたところ、汗腺にスパイク蛋白が存在していたのです（次頁図26）。従って、汗腺に存在するスパイク蛋白が汗とともに分泌され、未接種者に伝播する可能性が十分考えられます。

JAPANESE DERMATOLOGICAL ASSOCIATION THE JOURNAL OF DERMATOLOGY

LETTER TO THE EDITOR

SARS-CoV-2 spike protein found in the acrosyringium and eccrine gland of repetitive miliaria-like lesions in a woman following mRNA vaccination

Shigetoshi Sano, Mayuko Yamamoto, Reiko Kamijima, Hozumi Sano

First published: 01 April 2024 | **https://doi.org/10.1111/1346-8138.17204**

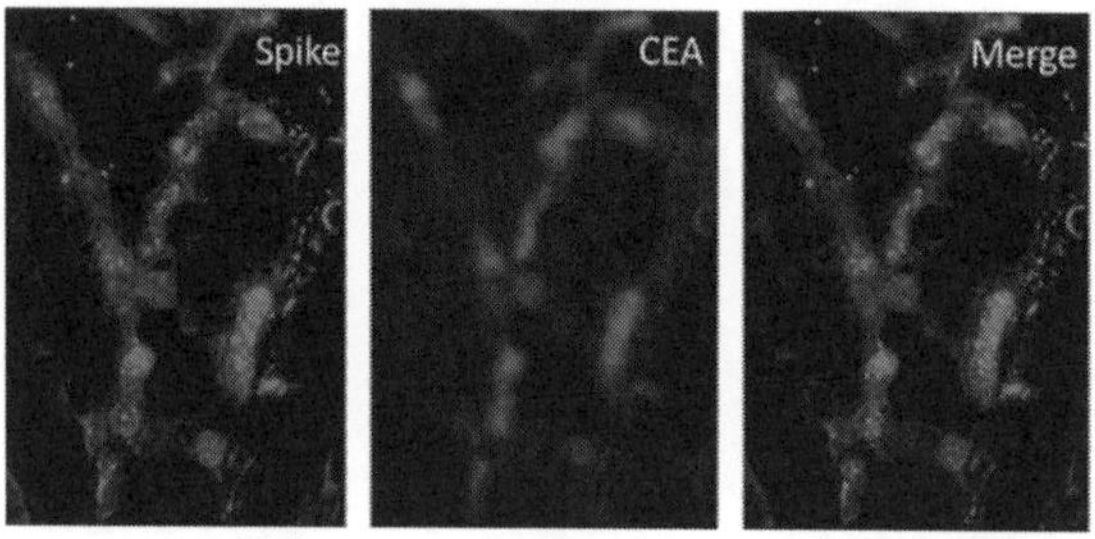

ワクチン接種者の
汗腺にスパイク蛋白
が存在している。

スパイク蛋白　　汗腺　　スパイク蛋白が
汗腺に存在する

（図26）

（3）有機溶媒

室内の空気の汚染度を測る器械（Air Quality Detector）で、CO2濃度とかPM2・5、ホルムアルデヒドなどの有害物質の濃度を測ることができます。岐阜県で歯科医院を開業されている神野剛良先生が、この機器を使って「コロナワクチン接種者が同じ部屋にいると、HCHO（ホルムアルデヒド）とTVOC（Total Volatile Organic Compounds：総揮発性有機化合物）の数値が10倍以上高くなる」という現象を報告しています。

https://www.youtube.com/watch?v=Bi0yJWSLZTk（98ページ：QRコード⑱）

私のクリニックでも「Air Quality Detector」を導入して、ワクチン後遺症患者のＨＣＨＯとＴＶＯＣ濃度を測定したところ、健常人（HCHO：0.020, TVOC：0.193）に比較して、ワクチン後遺症患者では異常な高値が検出されています（HCHO：0.179, TVOC：0.825）［参考文献５］。

「ワクチンを打った人の体から何か変な薬品臭や柔軟剤の匂いがする」という訴えが従来からありました。この匂いの原因が有機溶媒である可能性があります。既述したごとく、新型コロナワクチンの脂質ナノ粒子（ＬＮＰ）は４層構造で、ＰＥＧ・イオン化脂質・リン脂質・コレステロールを含んでいます。これらのｍＲＮＡを覆っている脂質（有機溶媒）がワクチン接種者の呼気に含まれている可能性があり、シェディングの存在を証明するエビデンスになるかもしれません。

健康被害を超え人間の変容にまで及ぶ⁉
シェディングの超奥深い闇

酸化グラフェンと電磁波の関係について、先ほど紹介した動画の中で、ワクチンに酸化グラフェンを封入したことの意図について興味深い考察がなされています。

https://www.nicovideo.jp/watch/sm41222428（98ページ：ＱＲコード⑯）

「体内に注入された酸化グラフェンは、人間の精神の正常な働きに干渉し、脳領域の電気伝導度を監視し、行動や思考などを変化させることが可能になるでしょう。カーボンナノチューブやグラフェンナノシートを神経細胞に埋め込むと、これらの神経伝導物質の分泌を増減させ、信号の伝達や受信に決定的な影響を与えることができます。例えば、危険・恐怖・痛みなどの誤った感覚が、正常な神経活動を経ずに誘発される可能性があります。

ワクチン接種を受けた人間の集団は、その活動・健康状態・仕事・学業などを徹底的にコントロールされるようになり、思考の流れやサブリミナルコミュニケーション戦略の影響を受けて、国民の利益にとってマイナスであったりする政策や法律でも、人々は容易に受け入れやすくなります。

ある種の信号を受信すると、心臓のリズムが人工的に変化し、不整脈や心臓発作が誘発され得ます。また、適度な強度で脳内の組織に電気ショックを与えれば、失神・平衡感覚の喪失・意識消失を引き起こし、危険な害を人に与えることができます。
このように、新世界秩序（New World Order）の中で、利益を生まないような無価値な人間、エリートが望む施策を受け入れない人間、あるいは反体制的な人間を排除できる能力を保持できれば、これは極めてクリーンで犯罪の痕跡を残さず、国民に対する支配と権力の維持には極めて有力な武器となります」

これらの身の毛もよだつような企ては、酸化グラフェンの投与を受けたワクチン接種者のみをターゲットにしているだけではないかもしれません。ワクチン接種者からワクチン未接種者へ、酸化グラフェンがシェディングによって移行するのであれば、被害はワクチン未接種者にも及ぶのです。その意味からも、今秋にも接種開始が予定されている、レプリコンワクチンは絶対に阻止しなければなりません。

２０２０年3月26日にマイクロソフトがこんな特許を得ています。

「CRYPTOCURRENCY SYSTEM USING BODY ACTIVITY DATA（人間の体を利用した仮想通貨のシステム）」

人間の体が発する生体信号をセンサーを使って検出し、仮想通貨のシステムと連動させようとする試みのようです。このセンサーがアップルウォッチのようなウェアラブルな体外式のものなのか、あるいはマイクロチップとして体内に植え込むタイプなのかは不明です。そして、仮想通貨のシステムだけではなく、得られた生体信号を多種多彩な用途に利用しようとの計画も、この特許申請書には記載されています。

https://patentscope2.wipo.int/search/en/detail.jsf?docId=

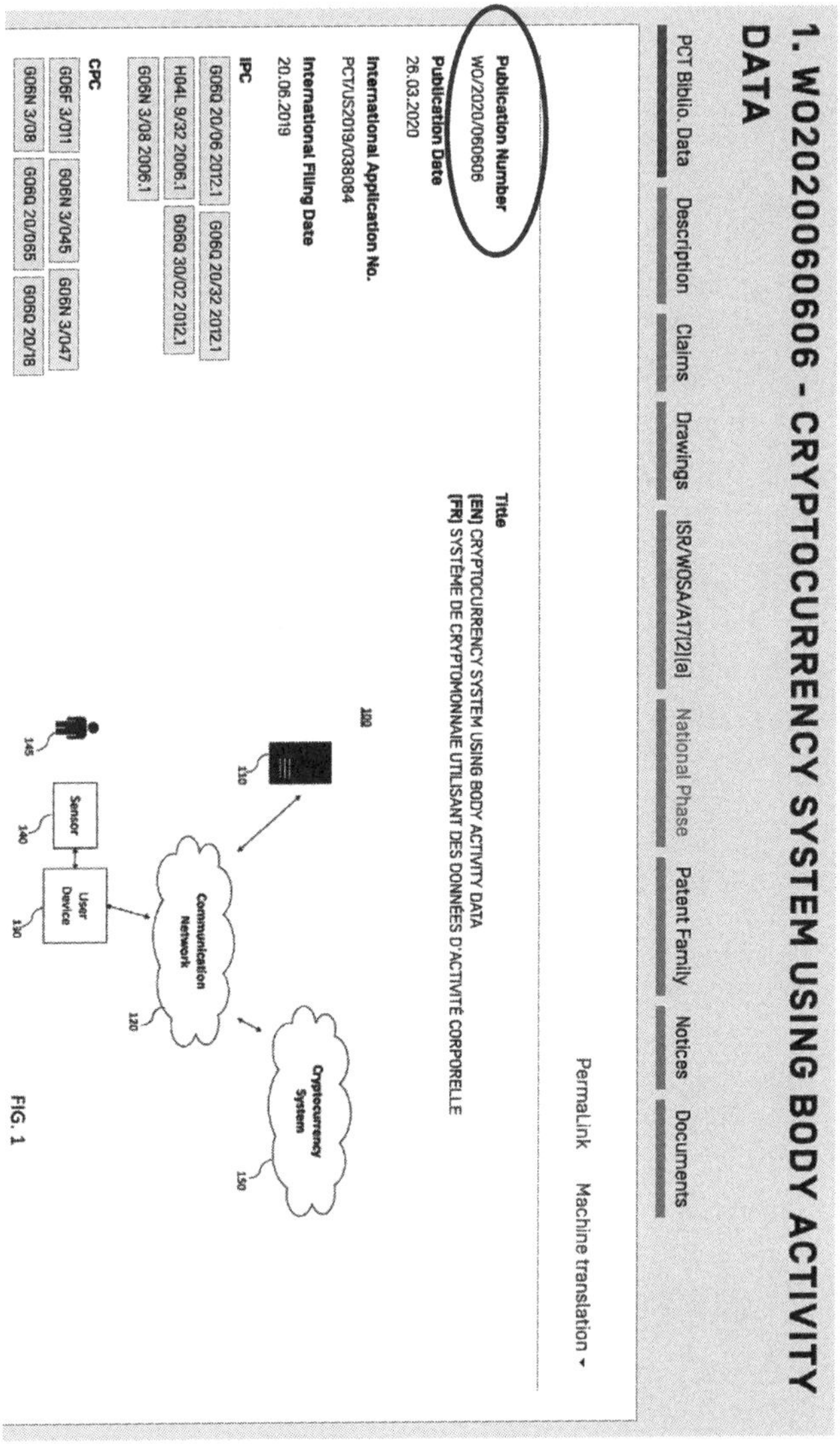

1. WO2020060606 - CRYPTOCURRENCY SYSTEM USING BODY ACTIVITY DATA
PCT Biblio. Data
Description
Claims
Drawings
ISR/WOSA/A17(2)(a)
National Phase
Patent Family
Notices
Documents
PermaLink
Machine translation
Publication Number
WO/2020/060606
Publication Date
26.03.2020
International Application No.
PCT/US2019/038084
International Filing Date
20.06.2019
IPC
G06Q 20/06 2012.1
G06Q 20/32 2012.1
H04L 9/32 2006.1
G06Q 30/02 2012.1
G06N 3/08 2006.1
CPC
G06F 3/011
G06N 3/045
G06N 3/047
G06N 3/08
G06Q 20/065
G06Q 20/18
Title
[EN] CRYPTOCURRENCY SYSTEM USING BODY ACTIVITY DATA
[FR] SYSTÈME DE CRYPTOMONNAIE UTILISANT DES DONNÉES D'ACTIVITÉ CORPORELLE
100
110
Communication Network
120
Cryptocurrency System
150
145
Sensor
140
User Device
130
FIG. 1

（図27）

WO2020060606（98ページ：QRコード⑲）

そしてこの特許番号には「060606」と「6が3個」並んでおり、「666」はヨハネの黙示録に「獣の数字」として登場します（図27）。（ヨハネの黙示録は新約聖書の最後に配置された書物で、終末にはハルマゲドン：世界大戦が勃発すると予言しています）

一方、内閣府は2050年までに、人が身体・脳・空間・時間の制約から解放された社会を実現しようと計画しています（ムーンショット計画）。内閣府のHPには「2050年までに、望む人は誰でも身体的能力、認知能力及び知覚能力をトップレベルまで拡張できる技術を開発し、社会通念を踏まえた新しい生活様式を普及させる」とあります。

https://www8.cao.go.jp/cstp/moonshot/sub1.html（98ページ：QR

コード⑳）

人間の身体・認知・知覚能力を拡張しようとする、夢のような計画の詳細は不明です。もし、人間の体内に何らかのマイクロチップを埋め込む計画であれば、そこに酸化グラフェンの技術が応用される可能性があります。

電磁波過敏体質の人は症状は酷くなる⁉　今この時点で考え得るシェディング対策とは⁉

ワクチン接種者に曝された女性、男性、子供たちに、不妊症や流産、その他の奇妙な出血や血液凝固が観察されています。残念ながら、厚労省をはじめとする大学病院や医師会の医師たちはシェディングの存在自体を認めていませんので、その治療法の研究も進んでいません。

現在までの知見をもとに、シェディング対策について私見を記述してみます。

1　日常生活でできる工夫

●未接種者のコミュニティを探す。

●医師・歯科医師・マッサージ師・美容師など体に触れるサービスは、未接種者を探す。

●接種者とはソーシャルディスタンスを保つ。

●接種者が集まる場所に参加せざるをない時には、出かける前に対策をしっかり立て、短い時間で用事を済ませられるように段取りをしておく。

●電車やバスを利用する際には、平日の朝一番など、空いている時間を狙う。

●帰宅後、すぐに手洗い・洗顔・目洗い・鼻・喉うがいをする。

●帰宅後、すぐに服は洗濯機へ。

●家庭でのお風呂は未接種者が先に入る。

●サウナ・温泉・大衆浴場は避けることが望ましい。

●接種者との性交渉は避けることが望ましい。

２　外食

●事前に作り手がわかっている場合は、接種者かどうか教えていただけないか聞いてみる。

●風通しの良い店を選ぶ。個室予約ができる店であれば、個室を利用する。

3　プラスイオンの非活性化

本来の健康体においては、赤血球のみならず、細胞（特にミトコンドリア）も、イオンレベルではマイナスチャージになっています。それが一気にプラスチャージになってしまうとしたら、一体、何が起きるでしょうか？　何らかの酸化還元電位を下げる努力をしなければ、誰しもが急速な老化を経験していくことになります。

人間の一個の細胞の中には、300～400のミトコンドリアが生育してエネルギー（ATP）を生み出し、人体のエネルギーの源となっています。人の細胞は60億個と言われ、ミトコンドリアは1

兆8億～2兆4億個あり、体重の10％はミトコンドリアの重さになります。ミトコンドリア自身が発生させた電子は、取り込んだ酸素と反応して活性酸素を作り出します。一部は「善玉活性酸素」としてウイルスや細菌から体を守りますが、一部はミトコンドリア自身を攻撃し傷つけます。傷ついた不良ミトコンドリアは、必要以上の過剰な活性酸素を生み出し、種々の病気の原因となりえます。外部からの活性酸素も加われば、より体を酸化させることになります。活性酸素対策として、数々のサプリ・水素吸入・マイナスイオン発生器などがあります。

その詳細は、私の著書をご覧ください［参考文献1、5］。

しかしながら、第2章で登場するＡＩＮＯさんのシェディング症状は極めて難治性で、これらの種々の治療法も奏功していません。シェディングによって体内に蓄積した酸化グラフェンが、外界の電磁波に対して過剰に反応しているのが原因かもしれません。電磁波に過敏体質の人は、シェディングの症状も酷いという印象があります。

4　電磁波対策

既述したように、接種者から未接種者に移行する酸化グラフェンによって、電磁波障害が発生する可能性があります。このことがシェディング症状の主体かもしれません。人間の体は電子機器ではありませんが、私たちの体には微弱な電子が存在し、それを利用して体が動いています。これらの生体電子・磁気を狂わせるのが電磁波なのです。北九州市の葉子クリニック院長の内山葉子先生は、有害な電磁波を「デジタル毒」と呼んでいます。内山先生は、その著書『スマホ社会が生み出す有害電磁波デジタル毒』［参考文献14］の中で、以下のようにデジタル毒について述べています。

「体全体の約7割が水分で、細胞の中にあるDNA自体も電導体なので、人間の体は電気を通しやすく、電磁波の影響を受けやすいことは理論上簡単に想像できます。携帯電話を数分待つだけでも脳の血流が下がり（中略）そのために思考と集中力が低下します。（中略）さらに送電線や携帯電話基地局の近くに住んでいる人は24時間発生し続けているデジタル毒を長時間受け続けているため、頭痛・不眠・アレルギー・うつ・不安などの精神症状が出るなどの影響を受けやすくなります。（中略）

多くのデジタル機器も静電気を発生させます。そして、プラスに荷電した静電気は、私たちの体にデジタル毒の影響をさらに受けやすくさせるという悪循環を引き起こします。（中略）私たちの血球は、皮膚表面がマイナスに荷電しているので、お互いにくっつき合わずに順調に流れてくれています。しかし、静電気により皮膚がプラスに帯電することによって、血球が皮膚表面へ近づき、流れていきにくくなるのです」

有害な電磁波は、ミトコンドリアの損傷を促し、活性酸素を増加させます。肝臓・腎臓・筋肉・脳などにはミトコンドリアが多く存在しています。デジタル毒によってミトコンドリア障害が発生すると、活性酸素の増加により、肝臓や腎臓が持つ本来の解毒機能が低下します。また、筋肉の収縮運動に弊害が起こると、深呼吸がしづらくなります。その結果、細胞が酸欠状態に陥り、脳や末梢神経の働きにも悪影響が及びます。

日常の診療で患者さんに電磁波の問題点を説明して、以下のことを守ってもらうようにしています。

●寝る直前は、テレビやパソコンを使用しない。
●寝る前には携帯（スマホ）の電源は切るか、ベッドから離れた遠くの場所（できれば隣の部屋）に携帯を置いておく。
●デジタル毒が発生する電気毛布は避ける。

日常生活での電磁波の不活性化として、以下のようなことを心がけるといいかもしれません。

●部屋の換気を行う。
●定期的に霧吹きで水を散布する。
●その霧吹きの中に、アロマオイル（火傷や放射線に対しての鎮静作用があるラベンダーなど）を数滴垂らすとより効果的。

●煙も中和剤になるので、香炉などでお線香を焚く。
●陽電化した空気を、マイナスイオンで満たす。
ぜひ実践してみてください。

最後に

シェディングの事例、原因、予防策などを多岐にわたり、できるだけ事実のみを論理的・客観的に紹介してきたつもりです。それでもなお、今までの政府や世間の対応として「偽情報、ネット情報等々にすぎない」の批判が出てくるのは容易に予測できます。

私がいつも強く思っていることがあります。政府や大学の研究機関がワクチンに酸化グラフェンが混入されているかどうか、スパイク蛋白が人間の汗や呼気に含まれているかどうか、など容易に調べられることなのに、それをしないのはなぜなのかという疑問です。研究者ならすぐにできることです。事実、イギリスの公的な研究機関で実施された例もあります。偽情報云々という前に、科学的根拠を示すために、政府機関や大学機関での調査が始まることを切に願ってやみません。

参考文献

1．高橋徳『コロナワクチン接種者から未接種者へのシェディング（伝播）―その現状と対策』２０２２年、ヒカルランド。

2．Alden, M., et al., Intracellular Reverse Transcription of Pfizer BioNTech COVID-19 mRNA Vaccine BNT162b2 In Vitro in Human Liver Cell Line. Curr Issues Mol Biol, 2022. 44 (3) : p. 1115-1126.

3．Bansal, S., et al., Cutting Edge: Circulating Exosomes with COVID Spike Protein Are Induced by BNT162b2 (Pfizer-BioNTech) Vaccination prior to Development of Antibodies:

A Novel Mechanism for Immune Activation by mRNA Vaccines. J Immunol, 2021. 207（10）: p. 2405-2410.

4. Thomas, S., et al., Antibody-dependent enhancement（ADE）of SARS-CoV-2 in patients exposed to MERS-CoV and SARS-CoV-2 antigens. J Med Virol, 2024. 96（5）: p. e29628.

5. 高橋徳『ワクチン後遺症：多岐にわたる症状と医者が苦慮するその治療法』２０２２年、ヒカルランド。

6. Ho, N. T.et al. Safety, immunogenicity and efficacy of the self-amplifying mRNA ARCT-154 COVID-19 vaccine: pooled phase 1, 2, 3a and 3b randomized, controlled trials. Nat Commun 2024 Vol. 15 Issue 1 Pages 4081.

7. Dar, L., et al., Nasal shedding of vaccine viruses after

immunization with a Russian-backbone live attenuated influenza vaccine in India. Influenza Other Respir Viruses, 2023. 17 (6) : p. e13149.
8. Riemersma, K.K., et al., Shedding of infectious SARS-CoV-2 despite vaccination. PLoS Pathog, 2022. 18 (9) : p. e1010876.
9. レイ・サヒリアン『メラトニンの超驚異：老化・ガン・不眠症の特効薬と期待される』１９９６年、実業之日本社。
10. Helene, B., Current state of knowledge on the excretion of mRNA and spike produced by anti-COVID-19 mRNA vaccines; possibility of contamination of the entourage of those vaccinated by these products. Infectious Diseases Research 2022. 3 (4) (22).

11. Alimohammadian, M. and B. Sohrabi, Observation of magnetic domains in graphene magnetized by controlling temperature, strain and magnetic field. Sci Rep, 2020. 10 (1) : p. 21325.

12. Lei, Y., et al., SARS-CoV-2 Spike Protein Impairs Endothelial Function via Downregulation of ACE 2. Circ Res, 2021. 128 (9) : p. 1323-1326.

13. Sano, S., et al., SARS-CoV-2 spike protein found in the acrosyringium and eccrine gland of repetitive miliaria-like lesions in a woman following mRNA vaccination. J Dermatol, 2024.

14. 内山葉子『スマホ社会が生み出す有害電磁波デジタル毒　医者が教える健康リスクと超回復法』２０２０年、ユサブル。

①獣医のHP：シェディングは犬・猫・鳥・ウサギ・ハムスターなどでも起っている。

②厚労省HP：遺伝子ワクチン（mRNAワクチン）について。

③厚労省「厚生科学審議会予防接種・ワクチン分科会副反応検討部会

④厚労省「疾病・障害認定審査会　感染症・予防接種審査分科会」

⑤ドキュメンタリー映画「LAST HOPE（ラストホープ）」：白鳥哲監督のメッセージ。

⑥コロナワクチン（Covid-19 vaccine）とシェディング（shedding）との関連。

⑦米国CDCのHP：作り話しを粉砕して、コロナワクチンについて真実を学ぼう。

⑧アメリカの自然派医師（レイ・サセヘリアン）が書いたシェディングに関しての記事。

⑨米国Brown University（ブラウン大学）のグラフェンについての研究結果。

⑩スペインのフィリップ医師：グラフェンは接種者から未接種者に伝わる。

⑪元ファイザー社員のカレン・キングストン：コロナワクチンの構造について。

⑫2023年4月のニュース報道：ワクチンバイアルの中に、グラフェンが入っている。

⑬ファイザーが公開した文書：graphene oxide（酸化グラフェン）が使用されているとの記載。

⑭特殊な電子顕微鏡下で試料を観察するために酸化グラフェンが使われたのであって、mRNAワクチンに酸化グラフェンが含まれている訳ではないとの意見。

⑮コロナワクチンの中に含まれている酸化グラフェンがワクチンとして体内に注入されたら、我々の体が電磁波に過敏となる可能性。

⑯ワクチン接種者の体内からBluetooth信号が発信されているMAC現象。

⑰コロナワクチン接種者に磁石が付着する現象。

⑱コロナワクチン接種者が同じ部屋にいると、ホルムアルデヒドと総揮発性有機化合物の数値が10倍以上高くなる。

⑲2020年3月26日にマイクロソフトが得た特許：CRYPTOCURRENCY SYSTEM USING BODY ACTIVITY DATA（人間の身体を利用した仮想通貨のシステム）。

⑳内閣府：ムーンショット計画。

第2章

シェディング被害からどうやって生き残るか
〈体験からの知見〉

AINO

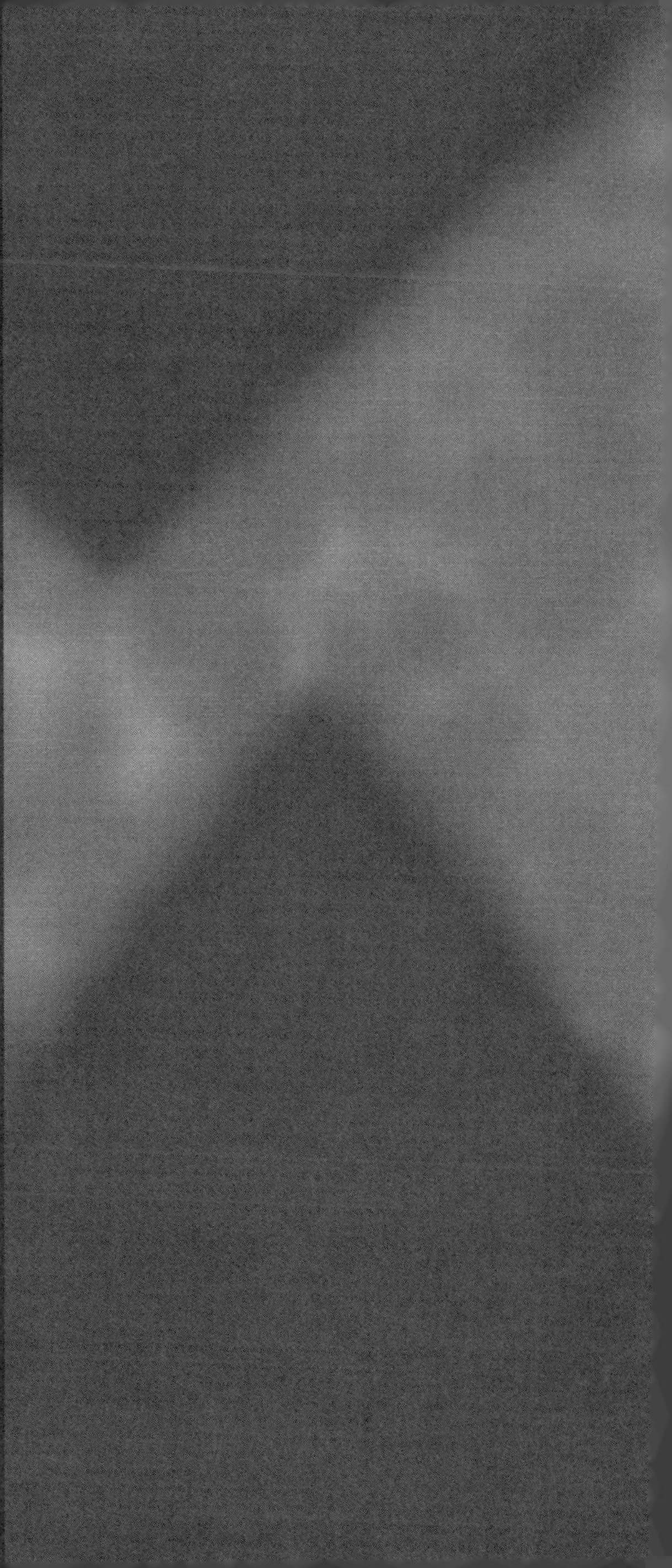

＊本章は、プライバシー保護のため設定をカモフラージュし、フィクション仕立てにしました。
なお病態に関する記述は、できるだけ事実そのままを記述しています。

シェディングは複雑な心身魂の痛み⁉

２０２１年以来の体調不良に関して、私は、外向きにはずっと、コロナ後遺症、あるいは特異体質だという説明を行ってきました。そうした方が理解が得られやすいからです。しかし、その症状はコロナ感染以前の、ワクチン接種が開始された頃から始まっていたのでした。

不正出血、紫斑、鼻血といった症状はそれまで経験したことがなかったし、ブレインフォグのエピソードに至っては、自分がわからなくなってしまうほどの酷い認知障害でした。立ち上がることもできないほどの倦怠感、うつ状態、頭痛、めまい、喉の痛み、体中の筋肉・関節痛など症状も多岐にわたり、どんどん変化していきました。また私の場合には、興味深いことに、一定期間、自宅で安静にしていろいろなデトックスをすると、スッと症状が嘘のように消えることが多かったのです。つまり症状は一時的で、割とすぐ良くなるのです。私が、良くなるのも悪くなるのも子供みたいに早い体質だからなのかもしれません。

こんな状態なので、どこか自分に悪いところがあって病気になってしまったとは思えず、私の症状は、何かしら外界からの刺激に反応しているに違いないと思うようになりました。

「病は気から」と言います。

私のこの症状は「気のせいもあるはずだ」と思いました。というのは、私は当初から、ワクチンに関するおぞましいほどの危険性を認識していたからです。欺瞞に満ちた非人道的な情報操作に関しては、啞然とし、言葉を失うほどの義憤を感じていました。そのようなワクチン接種に対するネガティブな感情が、どこかでこんな病態を引き起こすことがあってもおかしくない、そう思ったのです。

また、心身の共感性が高く、他者の痛みが実際に移ってしまうような体質なので、ワクチンの悲惨な犠牲者たちに対して、心を痛めすぎているからかもしれないとも思いました。しかしだからこそ、それを逆手にとって、「シェディングなんかたいしたことないない！」と笑い飛ばして、明るく楽しく過ごしてみたりもしました。

それにもかかわらず、その不調はやってくるのでした。そんなことを何回か繰り返した挙句に、私は、この症状は気のせいだけで説明も克服もできない、シェディングは否定したくてもできない、と確信しました。

人混みや締め切った空間の中にいると具合が悪くなるため、だんだん、人に会ったり外出したりするのが怖くなっていきました。しかし、ずっと引きこもっていたら仕事はできず精神衛生も悪くなります。社会生活が送れなくなってしまうのです。

いつの頃からか、シェディングを気にしないで出かけるようになりました。

具合が悪くなれば、数日デトックスして寝ていたら治るのだから……。

そんな心持ちで最近は、「また来たね〜」とシェディング症状と仲良く付き合っています。

どんなに酷い症状に襲われても、良くなる日が来ることがわかっているからです。

接種率の高さと、レプリコンとかいうとんでもない、まるでシェディングを狙ったかのようなワクチンが認可接種され始めようとしています。そうなるともう、地上のどこにも逃げ場がありません。

だから、逃げ回るのはもう、やめたのです。

シェディングのつらさというのは、症状の厳しさと、その原因や治療法が不明という不安に加えて、誰にも理解してもらえず、ストレスのせいだとか心身症的な扱いをされてしまうところにあります。実は、誰も理解してくれない、訴えることもできない、それが一番つらいことです。２０２４年の現在、私の体調をずっと近くで見てきた家族は、さすがに理解してくれるようになりましたし、理解ある医師にも出会えてホッとしています。

シェディングというのは、体がきついというだけではなくて、本当に複雑な心身魂の痛みなのです。

気のせいではなく、実際にやってくるいろいろな症状に、どう対処したら良いのでしょうか？　炭鉱のカナリヤのように過敏に反応する私の特異体質が、何らかの形でどなたかのお役に立てれば、との思いから、ここ数年来を振り返って書くことにしました。

興味深いことに、これを書き始めたら意識が症状にフォーカスしていくためか、いろいろな痛みがぶり返してきました。痛みとうまく付き合いながら、休み休み書き進めていこうと思います。

多岐にわたる症状はどこから？

本当に全身的に様々な症状があるのですが、その全てがワクチンによるシェディングが原因だとは、もちろん言い切れません。どのような症状も、いろいろな要因が絡んで発症するものですから。私の場合は特に、電磁波や化学物質などとの相乗効果も疑われます。しかし、繰り返し発作の起きる状況を観察していくと、ワクチン接種者との濃厚接触の可能性は否定したくてもしきれないのです。やはりこれはシェディングではないかしら、という疑いが強まります。興味深いことに、シェディングに対する慣れのようなものが生じるのか、体が対処の仕方を覚えたのか、何年かの間に症状が軽減する時期があることも体験してきました。

ここではまず、私が体験している主な症状を列記してみようと思います。その後で、それが起きた状況を説明し、最後に私なりの対処法とその効果についても書いていこうと思います。これら全てがシェディングであるとは言い切れないのはもちろんですが、もしかしたら、似たような症状を経験している方がいらっしゃるかもしれないので、まずは羅列してみます。

①認知症状――ブレインフォグ・一過性の認知の混乱
②鬱状態――心因が見当たらないのにダウンする
③動悸・呼吸困難――救急搬送を要請するほどの激しい発作
④頭痛――偏頭痛とは違う症状で吐き気を伴う
⑤めまい・気持ち悪さ――
車酔いとつわりのような一過性の症状
⑥倦怠感――
お箸を持ち上げるのも口を聞くのもつらいほどのだるさ
⑦関節痛――股関節・腰痛ほか眠れない、動けないほどの痛み

⑧喉の痛み――何をしても良くならない
⑨蕁麻疹――全身の痒み・食べものに関係なく起こる
⑩不正出血・オリモノ――
原因不明で突然、鮮やかな緑色や褐色
⑪内出血・紫斑――
ぶつけた記憶もないのに何度も繰り返し起こる
⑫癌・肝血腫――
症状はないが検査で発覚し、手術を勧められる
⑬脂肪腫――痛みを伴うしこり
⑭下痢・腹痛――食べたものに関係なく起こる
⑮睡眠障害――原因不明
⑯一時的な熱と高血圧

認知症状――ブレインフォグ・一過性の認知の混乱

私は集中するとよく他のことがわからなくなったり忘れたりボケが多いので、ブレインフォグというぼんやりしてしまう症状に関しては一向に気にしていませんでした。歳のせいもあるだろうと笑っていました。

しかしながら、2022年春のエピソードは忘れることができません。ある大切な資格試験を受けるために、シェディングを覚悟して電車に乗りホテルに宿泊して会場に向かいました。すでに倦怠感が強く現れてぐったりしていました。いざ筆記試験が始まった時、目は見えていて問題文は読めるものの、その意味が何度読み返しても理解できないのに驚きました。また、数字が単なる記号としてしか意味をなさないので、数としての認知ができません。経験したことがない不思議な感覚で、いったい何が起きたのだろうと思いました。単純な試験問題なのに、回答できないのです。それでもなんとか、制限時間ギリギリまで使って提出できましたが。このように経験したことがない突然の酷い認知障害が、いったいどこからきているのか全く不明でした。

この時、実はこのような認知障害だけでなく、体中の痛みもきつかったのです。駅から徒歩3分ほどの距離が歩けず、タクシーに乗ろうとしましたが、タクシー乗り場まで歩けないほどの状態でした。なんとか必死でホテルにたどり着いたら、今度はフロントからお部屋までが遠くて遠くて、何回か立ち止まってうずくまりそうになりながら、廊下を歩いて行ったのを覚えています。一歩一歩が短剣で突き刺されているかのように痛み、まるで人間の足を手に入れた時の人魚姫のようでした。デザイン性の高い美しいホテルだったにもかかわらず、何も堪能できないまま、とにかくベッドに倒れ込みました。しばらく休んでからようやく着替えて眠りにつきましたが、この認知障害、倦怠感、痛みは、まるで自分が自分でないようで、意識がどこかに行ってしまったかのようでした。しかし、無理しない方がいいというアドバイスをくれた友人や家族に対して強気でやってきた私は、「ほらみたことか」と言われたくないという思いから、誰にも言えないまま力を振り絞って試験に挑戦したのでした。

実技試験もつらいものでした。まっすぐ座っていられなくて、横になったり机に突っ伏したりしながらなんとか最後まで受けることができました。結果は合格でほっとしましたが、成績はきっとギリギリだったと思います。

２０２４年5月の母の日には、体調不良の中、無理して田舎で一人暮らしの母に会いに行きました。しばらくぶりに会った母が喜んでくれたのは嬉しかったけれど、実は私の体調は最悪で、実家で寝込んでしまいました。母の認知症がうつったのか？　と思うほど忘れっぽくなっている自分にも気がつきました。自宅に帰ってからも体調が戻らず、シェディング症状でお世話になっているクリニックに行くことにしました。車の運転はできるので、普通にカーナビを設定して、通い慣れているクリニックに出かけたのですが、なんと、道がわからなくなってしまいました。見たこともない風景が広がっていたように感じました。それでも一生懸命にカーナビに従って目的地に到着できました。非常にわかりやすいところにあって迷いようのないクリニックなのに、どこに車を停めたら良いのかもわからなくなりました。とりあえず駐車して、ビルの名前を一つ一つ確認しながらクリニックに向かった自分が情けなくなってしまいました。なぜわからないのかしら？　こんなことってあるのかしら？　しかし、この認知の乱れも一過性のもので、すぐに治り無事に自宅に帰れました。クリニックでの鍼などの治療効果もあったのだと思います。しかし、いきなりやってくる認知の乱れは恐怖です。このようなことが続くと不安になってしまいます。

鬱状態——心因が見当たらないのにダウンする

個性的すぎて不適応気味な私は、以前から人間関係などがうまくいかなくて落ち込んでしまうことは、きっと人並み以上にあると思います。生きている限り、鬱になってしまう原因は至るところにありますしね。HSP（Highly Sensitive Person）な私は、テレビもニュースも見ないし映画などの暴力、破壊シーンも見ることができません。滅多にメディアに触れることもないのですが。

そんな私が鬱状態になってしまうのは、世の中の矛盾や悲惨な状況に接して、義憤と深い悲しみを感じてしまう時です。しかし、悲惨で愚かな社会も、ある意味、人間らしい営みであって、良い方向に向かっているプロセスだから、とサラッとかわせることも多くなってきました。

そんな精神衛生の専門家のような私が、絶望の暗闇に覆われてしまうことが何回かありました。興味深いことに、体の不調が良くなると心の不調が現れて、それを1カ月くらいのサイクルで繰り返していました。この鬱状態というのは、精神的な負担があるからというより、身体的な、脳の機能がうまく働いてない感じがしました。個人的にこれといったストレスはなく、むしろ幸福感でいっぱいなのに、鬱になること自体が、不思議でたまりませんでした。

鬱になると、全てを悲観的に捉えるようになって人間が変わったようになり、何をしても何を見ても泣きじゃくっては世をはかなんでしまいます。そうなると、持ち前の健康習慣を実践してもあまり効果がないのです。感謝状を書いたり、自然の中に行ったり、大好きな人と語らったり、あらゆることをしてもダメな時はダメなのです。寝ているしかありません。

それが、全く意味不明に理由なく、ある時、スッと楽になってしまうのです。そうなると、あれはいったいなんだったのだろう？という感じです。悪い霊に憑依されたのではないかという友人もいて、半信半疑ながら、治るならなんでもしようと、塩を撒いたりお札をもらったり遠隔で祈ってもらったりしたこともあります。このように、心理的問題が見当たらない鬱状態というのは、何かしら神経系の機能不全である感じがしてきますが、実際に脳神経系に何が起きているのかは、私にはよくわからないままです。

動悸・呼吸困難――救急搬送を要請するほどの激しい発作

不整脈的なものや、ちょっとしたパニック障害のようなものは、今までにも何回か経験がありますが、最近経験した４つのエピソードは、いきなりやってきてかなり激しいものでした。

1回目は、2022年のこと。繁華街を普通に機嫌良くパートナーと歩いていた時です。なんの前触れもなくいきなり心臓が速く打ちはじめ、息苦しくなり、歩けなくなってしゃがみ込んでしまいました。心配をかけたくないので、パートナーには「ちょっとごめんね」と言いながらゆっくり深呼吸を試みました。5分ほどで治まったのですが、いったい何だったのでしょうか。すれ違った人から何か受けたのか？ テレビ塔のそばだったからか？ 原因は不明です。

2回目は2023年春、シェディングであることがはっきりした劇的な発作でした。声楽の舞台を前に、ピアニストと合わせるタイミングの出来事で、忘れられません。何重にも防音されて締め切ったお部屋のドアを開けて入った途端に、心臓が突然バクバクし始めました。ゆっくり呼吸していたら治るはずだと、しばらく状態を落ち着かせようと試みました。すぐに外に出たら良かったのですが、二度と設定できない貴重な機会なので、キャンセルしたくなかったのです。

しばらく強気でいましたが一向に治まらず、ですがそのまま、持ち前のにこやかな笑顔でリハーサルを始めました。だんだん息ができなくなって、胸が痛くなって、とうとう呼吸困難からその場に倒れてしまいました。その時練習していたのが、オペラの悲劇的な曲であったためか、だんだん弱って声が出なくなって崩れ落ちていく私を、ピアニストは演出とでも思っていたのかもしれません。私が歌えなくなって倒れても、ピアニストは伴奏をやめなかったのです。床に倒れたまま、「窓かドアを開けてください」というのが精一杯でした。立ち上がれるようになるとすぐに部屋の外へ、屋外に出ました。しばらく外気を吸っていたら、少しずつ歩けるようになりました。大丈夫ですか？　と心配する人たちにシェディングについて説明したかったのですが、私は「ワクチンの害だと思います」と言うのが精一杯でした。その頃はまだ、未接種であることは言えない雰囲気でした。その部屋にいた私以外の人はみな、接種済みでした。レッスン振り返りのために、いつものように全てを動画で記録していた私は、その動画を見るたびに生々しく情景を思い出し、息が苦しくなってしまいます。

3回目は2023年12月、この時は初めて救急搬送されました。ショッピングモールの駐車場にある、電気自動車の高速充電器の付近を歩いていたら、急に動悸が激しくなり、動けなくなりました。

とにかく座れるところまで行こうと、モール内のソファまで行って休んでいましたが、５分経っても改善しません。なんとか帰宅しなければ、と立ち上がろうとしても、呼吸困難でフラフラして動けません。救護室で休ませてもらうことにしましたが、大きなモールだったために救護室まではかなり遠くて、裏倉庫の奥にある救護室は、華やかな表の世界とは対照的に、昭和的な古びた殺伐としたところでした。狭いベッドと重い布団が設置されていましたが、ともかく横になれるのがありがたかったです。しかし、10分ほど横になっても動悸は一向に治まらないため、怖くなって知り合いの医師にＬＩＮＥで症状を説明しました。すると、すぐに救急車を呼ぶようにとの返事が返ってきました。少し怖くなりました。休憩室にナースコールなどあるはずもなく、私は声の限りに「すみません！」と声を出してみたけれど誰にも届きません。苦しさに喘ぎながら、救護室のドアまで行ってドアを開けて人を呼びました。そして、大袈裟とは思いましたが救急搬送されることになったのでした。実は病院に着く頃には症状はかなり収まっていました。点滴ののち、心電図などの検査は異常なく、後日精密検査を受けるように言われて帰宅しました。

4回目は2024年4月。自宅で家事をしている時に、いきなり激しい動悸に襲われました。6週間にわたる入院から退院したばかりで体調が不安定であったことは否めませんが、全体的には元気だったのです。救急車で行くほどかどうか判断するためにスマホで心拍数を調べたら、10秒間で30回……かなり苦しかったです。このまま落ち着くかもしれない、と深呼吸したりしながら休んでいたのですが、10分しても治まらないため、以前、発作があったら直ちに救急車を呼ぶように言われていたことを思い出して、１１９番しました。情けなく恥ずかしかったです。この時は、病院に着いてからもかなり不整脈っぽい動悸が続いていました。しかし、心電図、超音波検査、レントゲン、血液、尿検査などで器質的な異常は見られませんでした。が、検査のために立ち上がると、めまいと頭痛が起きて苦しくなりました。出張先から家人が慌てて帰宅する頃には、私はすでに一人で帰宅して落ち着いていました。心配をかけてすまないと思いました。

この時良かったと思ったのは、担当医がゆっくりと、話をきちんと聞いて記録してくれたことです。実は搬送先の病院は、コロナ感染によって以前、緊急入院したことがある病院でした。過去の入院時に、主治医と治療方針で揉めた時に、私は決して譲らなかったのですが、そのやりとりがカルテに残っていたからでしょうか。むずかしい患者だと思われたのかもしれません。以前の入院時に、インフォームドコンセントもなく理不尽な扱いを受けたことをやんわりと告げたら、「まだ薬のこともよくわからなかったですからね……」と医師。その言葉を聞いた私は、シェディングのことも聞いてくれるかもしれない、話してみようと思いました。彼は、ずっとパソコンに向かい私には背中を向けたまま、私の一語一句をパチパチと打ち込んでいました。

「シェディング病？」

「はい、ワクチン接種者から出る毒素を未接種者が受けてしまう症状のことです」

「聞いたことがないなあ、コロナ後遺症ではないかしら」

「いえ、感染前からある症状です」

などのやりとりをしながら、私は生まれてはじめて、医療従事者に本当のことが話せたことにワクワクしていました。入院中に命がかかっていると判断した時には、どれだけ罵倒されても「レムデシビル（抗コロナウイルス薬）はやめてください」などと必死で訴えましたが、命がけではない時には、無視されたり、人間関係が壊れてしまったりすることを恐れて、ワクチンの害など言い出せなかったのです。発作はきつかったけれど、話せたこと自体が本当に嬉しくなって安らかに帰宅したのでした。

頭痛――偏頭痛とは違う症状で吐き気を伴う

私は小さい頃からの慢性頭痛持ちで、10年来の偏頭痛発作もあり、実は頭痛には慣れています。偏頭痛の痛みというのはかなり激しいもので、声を出せない、全く動けない状態に加えて、繰り返す嘔吐や目眩も伴います。症状が激しいため、私は今まで偏頭痛の発作で6回救急搬送され、そのうち3回は入院になりました。各種検査は異常なしで、命に別状ないため、放っておかれたりするのですが、その痛みは耐え難いものがあります。

しかし、2021年以降の頭痛は少し種類が違います。早朝3時や4時頃に、痛みと吐き気で目が覚めて動けない、ということが始まったのです。数時間休んで動けるようになったら、ベッドから起き出してお風呂で体を温めたり、カフェインを取ったり、マッサージやツボを自分で押したり、冷やしたり温めたりして対処します。痛み止めは極力飲みませんが、休んでいたら、昼頃までには改善することが多いです。このように偏頭痛発作とは比較にならないくらい軽微な症状なのですが、厄介なのはかなり頻繁に起きることです。偏頭痛の起こり方が年齢とともに変化したのでしょうか？　これがシェディングの影響であるかどうかは正直わかりません。様々な汚染物質が引き金となって、お天気やら疲れやらと一緒になって起こるのかもしれません。空気の濁りに敏感な私は、寝室の窓やドアを開け放っています。素晴らしい快晴の朝にも起きることがあるので、正直、原因は不明です。

めまい・気持ち悪さ——車酔いとつわりのような一過性の症状

これもまた、シェディングの影響とは言い切れないのですが、最近起こる症状なので書いておこうと思います。地震かと思うほどの視界の揺れと、気持ち悪さが急にやってくることがあります。実際に、遠くで地震が起こっていることも多いので見分けがつきにくいです。

余談ですが、東日本大震災の時も能登半島の地震の時にも、地震が起こる半日ほど前から私はとても具合が悪くなりました。酷い頭痛、目眩、嘔吐のような気持ち悪さで動けなくなるのです。この症状は電磁波や低気圧の影響が大きいのかもしれないと思うものの、ここ最近の頻度を考えると、シェディングの影響も受けているのではないかと推察しています。

倦怠感――
お箸を持ち上げるのも口を聞くのもつらいほどのだるさ

通常だったら、大好きな人たちと楽しく有意義な時間を過ごしたら、心身ともに嬉しく元気になるものです。しかし、精神の高揚とは全く無関係に異常な疲れを感じて、帰宅するなり着替えもできずベッドにそのまま倒れ込む、ということがしょっちゅうあります。数時間横になると少し動けるように回復します。そうしたら、起き上がって鞄を片付けたり、お茶を飲んだり着替えたりすることが可能になり、お風呂デトックスをして休みます。

一番酷かったのは、６回目を打った直後の方と会った時のことです（これは後でわかったことです。ワクチンが良いと思っている人に対して、打ったかどうかなど聞けるわけもありません）。その後1週間、具合が悪くて臥せっていました。それまでにも、その方に会って具合が悪くなることは2回ほどありましたが、気にせずにいました。大好きで尊敬する人だからです。が、このことがあって以来、会うのが怖くなってしまい、残念でしょうがありません。その方が大切に可愛がっていたペットも次々に亡くなりました。ご本人もそのご家族もいろいろ大変そうな症状が出ているのですが、ワクチンの害に関して言うべきかどうか迷いながら、「言わないほうが良い、言ってもどうしようもない」と思ってしまいます。3年ほど前に、ワクチンの害について信頼できる医師からの情報を紹介した時に、彼女から、今後一切こんなものを送りつけないでと、キツく言われたことがあるからです。しかし、率直なコミュニケーションができないのもまた苦しいものです。

また、検査や診察のために医療機関に行くたびに、たとえようのないほどの疲労感を覚えて数時間は倒れ込みます。そのために、病院に行く前には、予防的にサプリメントでビタミンCを多めに取ったり5ALAを取ったりしています。帰宅したらすぐに着替えて洗濯し、お風呂に重曹などを入れてデトックスに励むようにしています。

関節痛――股関節・腰痛ほか眠れない、動けないほどの痛み

肩こり、腰痛、股関節の痛みなどのほか、全身の筋肉関節痛は、

10年くらい前にも酷くなったことがあるため、全てがシェディング
が原因だとは言い切れません。しかし、3年くらい前までは普通に
スポーツができるほど調子が良かったのです。それがいきなり悪化
して、手術を勧められるまでになりました。

調子が良い時に、ショッピングモールのカートを押して買い物を
していたら、いきなりズキン、と立てなくなるほどの痛みが襲って
きて、カートにもたれかかって立ち往生したことがありました。買
い物は普通、人が少ない早朝に出かけることにしているのですが、
たまに混む時間帯に行くとこのような目に遭ってしまうのです。

接種者まみれの医療機関で手術なんてとんでもない、と思いつつ、
何をしても眠れないほどの痛みになってくると、さすがに手術を考

えはじめました。迷いに迷った挙句に、できるだけのことをして手術に臨むこととしました。ワクチン未接種の友人が、輸血の後に血栓ができて亡くなったと聞いていたので、自己血輸血の手配をお願いしました。そのほかできる限りのことを交渉して、いろいろ配慮していただきながらなんとか入院手術を乗り切りました。

手術した部位の痛みは日毎に治っていきましたが、それ以外の痛みはかえって悪化しているような印象がありました。数日は、毎朝連続して体全体のこわばりや筋肉痛でベッドから起き上がるのに30分もかかってしまう、首が痛くて動かせない、背中が痛くて寝返りが打てない、腰痛やお尻の筋肉も痛くて動かせない。そんな感じでした。少しずつストレッチやマッサージを行って立ち上がれたら、やっとのことでお風呂を入れて薬草風呂に入る。そうすると動けるようになる、そんなことが毎朝繰り返されているので、時に悲しくなってしまいます。

前述の関節痛とは別に、外出すると首が回らなくなるほどのこわばりと痛みに見舞われることもよくあります。温めたり冷やしたり、ストレッチ、マッサージなどをしてなんとかしのいでいます。手首足首などの関節が痛くなったり、痺れを伴う筋肉痛などもあって、自己免疫疾患を疑ったこともありましたが、血液検査の結果は異常なしです。

喉の痛み――何をしても良くならない

風邪を引くとか喉の使いすぎとか、花粉などのアレルギーとは無関係に起きているような慢性的な喉の痛みは、他の症状に比較したら日常生活に差し障りがないから忘れていました。興味深いのは、例えば高齢者の集まっているようなところに行くと、いきなり喉が痛くなって咳や痰が出てくる、みたいなことがよくあるのです。気になり始めたら、重曹や生理食塩水で鼻うがいをしたり、マヌカハニーを取ったり首を保護したりしますがあまり良くなりません。痰もありますが、咳はあまり出ない傾向にあります。

蕁麻疹――全身痒み・食べものに関係なく起こる

食べたものに関係なく、時折出る蕁麻疹も原因がよくわからないままです。

2022年夏に欧州に出かけた時は、倦怠感や頭痛のほか、体中の痛みでほとんどホテルで寝て過ごすことになってしまいましたが、その時に、全身の蕁麻疹が寝られないくらい痒くて、苦しかった夜が何晩も続いたことを思い出しました。この時も、お土産を買うために出かけたショッピングモールで、目眩と意識が遠くなるような気持ち悪さの発作があり、自信をなくしてしまったのでした。

湖のほとりにある友人たちの別荘で過ごしながら、自然豊かなところでゆったりしているのになぜこんな症状が？　それは、密閉性の高い住環境のせいではないかと思いました。素敵な別荘にご招待くださっている方には何も言えないまま、とにかくできる限りの時間を、雨が降っても寒くても戸外で過ごしました。大好きな尊敬する人たちですが、当然、何度もワクチンを接種済みです。医師である現地の友人たちは、何の疑いも懸念もなく何回も接種している人たちであったため、相談もできません。会いたいのに会うことを躊躇ってしまうジレンマ、本当のことを言えない苦しさも重かったです。私の癖で、人前では何でもないふりをして元気に振る舞ってしまい、その後でぐたっとなる、それをどれだけ繰り返してきたか。久しぶりの海外渡航で、滅多に訪問することができない貴重な時間を有意義に過ごしたいために、かなり無理をしたことは否めません。病は気から、ではありません。いくら精神的にポジティブになっても体がダウンすることは避けられませんでした。

不正出血・オリモノ――原因不明で突然、鮮やかな緑色や褐色

2021年くらいの初期の段階で、少量だけれど3回くらい不正

出血がありました。それから最近入院中に、原因不明の鮮やかな緑色っぽいおりものが3日くらい続きました。デトックスなのだろうとありがたく受け取っていますが、見たこともないような鮮やかな色に驚いて看護師に報告したら、婦人科に行くように言われました。そこには婦人科はなかったため退院してからとも考えましたが、他の症状があちこちあるため後回しになって婦人科には行っていません。検査をしてもどうせまた何も出ないのでしょうから。

実は昨日も下着に褐色（茶色）のものが付着していてドキッとしましたが。そういうことが何回かあるのですが、デトックスしたら治るため、自然治癒力を信頼して、気にしないまま過ぎています。

内出血・紫斑――ぶつけた記憶もないのに何度も繰り返し起こる

私の場合は、初期によく紫斑が出現していました。外出した後などに、ぶつけた記憶もないのに青あざができているのです。特に脚によく出ていました。そういえばここ最近は出なくなっているなと思いきや、２０２４年5月に、またいきなり直径10センチほどの大きな紫斑が右足に現れました。ぶつけるような場所ではない、足の内側、土踏まずにかけて青黒く広がっていたのです。これが出現する前、その部分にずきんと痛みを感じて、手でさすって痛みを治めようとしながら寝ていたのですが、起きてみたら真っ黒になっていて、びっくりしました。関係ないかもしれませんが、その数日前には左目の奥や周りが痛くなり、黒目の内側が真っ赤に充血しました。眼科に行ったら、内出血したとのことで他は何も異常がなかったためヒアルロン酸の目薬をいただいて数日で良くなったので気にしないでいました。

癌・肝血腫——症状はないが検査で発覚し、手術を勧められる

これもまた、シェディングと関係があるかどうかはわかりませんが、ワクチン関連でターボ癌が発症するという話も聞くため、細胞が癌化することもあるのではないかと思っています。未接種の若い友人が、ターボ癌でいきなり亡くなりました。私の場合は初期段階なのですぐに切除を勧められましたが、大がかりな手術のようなの

でそちらのリスクとダメージが大きいと判断して断りました。癌には化学療法、放射線治療などもしないで、代替医療で対応することにしました。肝血腫の方はＣＴ・ＭＲＩで認められる大きなもののようでしたが症状はないし、良性の可能性が高いため経過観察となっています。確定診断のためにさらなる検査を勧められていますが、病院に行くたびにどっと疲れて少なくとも半日は寝込んでしまうので、私は自宅でゆっくり静養することを選択しています。これまでも徹底した健康的なライフスタイルを行ってきましたが、ますますストレスを溜めないように、やりたいことをするに徹して朗らかに過ごしています。

脂肪腫――痛みを伴うしこり

ある日突然、左太腿内側が痛いと思ってなでていたら、直径10センチほどのしこりができていたので驚きました。整形外科で調べたところ、脂肪腫ではないかということでしたが、2週間ほどで気にならないほど小さくなり痛みもなくなりました。いったいこれはなんだったのか？ 体のことは、よくわからないことが多いです。

下痢・腹痛――食べたものに関係なく起こる

私は生まれてから一度も便秘をしたことがなく、胃腸は順調に働いていると思います。悪いものを食べたらすぐに下痢や嘔吐をするけれど、排出したらすぐにけろっと回復するような体質なのです。しかし、マイルドな腹痛と下痢が1週間くらい続くことがあり、外出すると頻繁にお手洗いを探さなければならなくて困りました。この症状は、外食した時や、お惣菜や市販のお菓子などを食べた時に起こる可能性が高いように感じていますが、いつもそうだというわけでもありません。家では刺激物や脂っこいものはあまり食べない食生活をしているため、たまに人に会う時、付き合いでいろいろなもの、特に肉類などまで食べてしまうからかもしれません。家では出汁やソースなども手作りで添加物フリーを心がけているため、少しの物質でも敏感に反応したり、蓄積して腸の障害が起きてしまうのかもしれません。

シェディングとは関係ないことかもしれませんが、家畜・魚介類・野菜類に対しても、ワクチン投与や遺伝子操作をしたり有害な薬物を投入したりしているという話も聞いています。そうだとすれば、食べたら具合が悪くなるという症状も、同じタイプの問題かもしれないと思っています。人工的にコントロールしようとして、とんでもない健康被害を招いているという意味で同じだと思うのです。アレルギー反応に対してはアレルゲンを避ける、というのが一番だとわかっていますが、避けられない状態でどうしたら良いでしょうか？ 実は、避ければ避けるほど、少量でもますます過敏に反応するようになってきている感じがします。ですから、調子が良い時に、鍛えるつもりで添加物いっぱいのお菓子や市販のお惣菜を食べて、慣らしてみようと心がけています。これでうまくいくこともあります。

睡眠障害——原因不明

私は今まで、体の痛みで眠れない時を除くと、どんなストレスフルなことがあっても眠れるラッキーな体質のようです。むしろ眠くなってしようがない、副交感神経優位な体質と言えますか。ただ、カフェインのような興奮性のドラッグには非常に敏感なので、お茶会などでは苦労します。お茶を飲んだら3日くらいあまり眠れない日が続くのです。でも茶道は大好きで、お稽古に行きたいと思いつつ、お茶が飲めない、でもみんなと一緒にありたい、そんなジレンマをずっと抱えています。また、満月の夜などには、ハッと目が覚めて煌々とした月を夜中に愛でるようなこともありますが、それは問題ではなく、静寂を味わっています。このように、眠れなくても全く気にしてこなかったのですが、思い出してみたら原因不明で夜眠くならない日々が続くことがありました。私的には大した困り事ではないのですが、原因不明で、心当たりがなく起こることなので興味深いと思っています。自律神経系の乱れかなと感じています。

一時的な熱と高血圧

原因不明の興味深い現象で思い出したのは、38度近い熱や、上が150ほどの高血圧に見舞われることです。面白いことに、熱も3時間ほどで平熱になるし、血圧も次の日には正常に120以下になっていたりするのです。別になんの対処もしていません。自律神経系が狂っているのではないかと想像するけれど、なぜ？　はわからないままです。そういえば、37度前後の微熱が続くこともよくありましたが、何かアレルゲンに暴露されて免疫反応が起きているのかしら？　体がせっせとデトックスに励んでいるのだろう、と感謝するだけです。

背景

プラシーボ・ノーシーボの効果

ここまで書きながら、思い出したことがあります。それは、信念など心の状態がどれだけ健康状態を左右するかということです。アレルギー反応に関しては特に、心身医学ではプラシーボ（偽薬）効果が知られています。薬物の効果がないのに治ってしまう、この偽薬効果はいまだに科学的根拠がないと言われていますが、心の状態は、実は肉体的な症状に作用する大切な要因です。それを私自身が身をもって経験しているだけに、ワクチンやシェディングに関しても、プラシーボ・そしてその反対のノーシーボ効果（薬が効かないとか、副作用が大きいと思い込むと実際に具合が悪くなる）が関係していることは否定できないでしょう。でも、だからと言って、全てが精神や思い込みの問題だと言いきれないのもまた事実です。この件については、私は自分自身を対象にして何度も検証してきました。患者さんによっては、無意識的にそれをうまく使いながら疾病利得（病気になることで、優しくしてもらえたり配慮してもらえたりして得をすること）を得ているケースもあるかもしれませんが。

そんなことを考えながら、自分でコントロールできない環境汚染物質に対してできることはあるのかと一生懸命考えました。そして、物理的に何もできないとしたら、最終的には、自分の考え方と心構えでしかないのでは、と思い至りました。そうだとしたら、できることはたくさんあります、自分次第ですから。もちろんそこに至るまでは、気の済むまで医療・代替医療をやり尽くしてみたら良いと思います、というか、まず物質レベルでできることはやってみるべきです。自分に合った方法に出合うかもしれないからです。しかし私の体験から言えば、そう甘くはなかったです。物理的治療法の限界とでも言ったら良いのでしょうか。しかし、心の問題で処理できる部分があるとしたら、ある意味、自分次第で何とかなるのかもしれません。としたら少し希望が見えてきました。

過敏体質

病気とは、その人の生き方に関わるホリスティックなものですから、局所的な症状だけを切り取って分析してもうまくいかないものです。どこで何をして、どんな心情を持ち、どんなライフスタイルを送り、どんな生き方をしているのか。病気の原因や対処法を理解するためには、それらを含めて全人的に理解することが重要だと思います。そういう意味で、私の症状がなぜ起きているのか、一緒に考えていただきたいので私個人に関してもここに少し書いておこうと思います。プライバシー全開になるので、多少フィクションが加えてあることをお断りしておきます。

私は幼少の頃からあらゆることに敏感な、いわゆるHSP（Highly Sensitive Person）で、薬や食物、その他アレルギーも多くて原因不明の不調が多かったです。

幼少期からの頭痛持ちで、15年くらい前の交通事故による頸椎捻挫（むち打ち症）から脳脊髄液減少症の既往症を持ち、慢性気管支炎、喘息や椎間板ヘルニアなど、たくさんの病気の宝庫のような人ではあります。にもかかわらず（だからこそ？）症状とうまく付き合う術に関しては、かなりうまいと自負しています。

いろいろな持病があるために、一連の不調がシェディングの症状だという確証は初めはありませんでした。しかし、小康状態を保っていた様々な症状が、なぜ急に悪化したのか不思議でした。コロナ禍のストレスによるものか？　いえ、内向的で対人関係に消極的な私は、むしろ人と距離を置けることで、ほっと安心してストレスは減っていました。それでは年齢的なものか？　それに対して否定はできませんが、なぜこんなに早く？　突然に？　とも思います。

新型コロナワクチンに関しては、治験中のリスクの高いワクチンであるという以前に、私はあらゆる薬剤に過敏で、何回もショックを起こしたことがあるため、ワクチン接種するという選択肢は全くありませんでした。自然体の田舎人で、インフルエンザワクチンを打った年にはじめてインフルエンザにかかって以来、ワクチンは受けないと決めている母も、突発性血小板減少症という病気を患い難儀をしたことがある弟も、リスクを考えてワクチンは未接種です。研究者であるパートナーは、きちんと統計データを読み解いて、ワクチンが危険であることを認識して、未接種です（エビデンスがないと、私の直感的な話は全く相手にしてなかったようでしたが笑）。2020年の時点ではシェディングについて何も知らなかったのですが、身近な家族が未接種であること、これは本当にラッキーだったと思います。

しかしながら、職場やあらゆるところで、コロナワクチンを打たないことに対する風当たりは強かったです。争いは好きではないけれど、「大切な大好きな人たちの命を守りたい」。そして「知的で良識ある方たちは、わかってくれるのではないか」という思いから、初めの2～3年は一生懸命に説得しようとして、あれこれ論文をあたったり、それを送ったりしてワクチンの危険性を警告してきました。そのために、そのような情報を聞きたくない友人たちと距離ができてしまいました（3・11を思い出していました。真実を警告すればするほど、無視されたり距離を置かれたりしてしまい、またか、との思いがありました）。息子とは絶縁状態となり、娘ともギクシャクして率直なコミュニケーションが難しくなってしまいました。放射能の時よりもっと排斥され、孤独でした。

勇気を出して一生懸命、涙ながらに訴えたにもかかわらず、接種していく人たちには、「できることはやった、自己選択、自己責任だから」と自分を納得させるしかなかったです。

しかし、「職業柄、立場上、打たないわけにはいかないから」「害の少ないロットに当たるように祈ってね」と話していた尊敬する友人も、大好きな師匠も、突然亡くなってしまいました。ターボ癌だったり、心筋梗塞だったり次々と…。

家族の接種から

海外在住の娘は、ワクチンを2回接種した後、免疫不全症のような状態で具合が悪くなり、次から次へと感染症で苦しんでいたようです。強い薬も効かなくなり、入退院を繰り返している大変な状況が伝わってくるため、私は決死の覚悟で娘に会いに行くことにしました。あれは未接種者が出入国できる最終的な時期でした。もちろん飛行機ほか渡航でのシェディングは覚悟の上です。日本人の血を持つ娘には、日本的な民間療法が合うのではないか、できるだけのことをしたいと思ったのでした。今だから言いますが、会えるのはもう最後かもしれないという覚悟を持っていました。

職場の人事課からは、この時期の海外渡航は認めない、何かあったらどうするんだと迫られましたが、私は離職を覚悟の上で行くことにしました。悔いのない生き方をしたいからです。

職場を振り切った次の難関は、航空会社のマスク強制でした。私は、マスクが感染予防に効果がないことを知っているために、非科学的な強制に対して奴隷のように従うことはできませんでした。絶対に従いたくなかったのです。実際、息苦しいし頭痛がしてくるために、マスクはできないのです。このような身体症状は、マスクができないという説明のために使っておりましたが、マスクをしないという本来の理由は、ガンジーに倣う「非暴力不服従」です。だから、後に「シェディングを予防するためにマスクが効果的かもしれない」という話を聞いた時にも、マスクはしませんでした。非合理的なことに関しては、奴隷のように服従することは絶対にしない、その覚悟は、冗談のように私が言っていた、「死んでもワクチン接種はしない」に表れていると思います。真実を追求する科学者の端くれとしての、当然の倫理観からの小さなデモ、確固とした行動です。いろいろな摩擦は当然ありました。

マスクができないことを航空会社と交渉したら、医師の診断書があれば認めるということだったので、その書類をダウンロードしてかかりつけの脳神経クリニック医師にお願いしました。私の症状を知っているから書いてくれるかと思いきや、「決められたことは守るべきだ、とんでもない」と叱られて、唖然としてしまいました。

その後、ネットで検索して一つ一つクリニックや医師を訪ね、ようやく一人の医師が書きましょうと言ってくださったので喜んで行きました。しかしながら、彼は英語の文面を丁寧に読んだ後で、「申し訳ないが書けない。何かあったら200万円相当の罰金と書いてある、ここまで責任を取るのは難しい」と断られたのでした。医師の診断書があればマスクを許可するというのは、個人の権利を認めているという飛行機会社の表向きのポーズであって、実際はどんな医者でも書くことができない書類であることがわかりました。もう腹を括るしかないと思いました。ほとんどの人がこぞって騙され、踊らされ、従っている姿には気が狂いそうになりました。

決死の覚悟で、渡航することにしました。その頃、すでに慢性的になっていた微熱やら軽い風邪症状（シェディングではないかと思う）やらは隠していきました。これまた怪しいPCR検査も、娘に会いたい一心で受けなければならなかったのです。結果は陰性で無事渡航できたのは良かったけれど、娘のところで私の体調はますます悪化しました。娘はワクチンを２回接種した後、いろいろな症状が辛そうでした。娘の前で自分の体調の悪さは隠し、せっせとお味噌汁や海藻など発酵食品を使ったお惣菜を食べさせ、温熱療法で温めたりマッサージしたり、松葉・よもぎ・イベルメクチン・ＮＡＣ・グルタシオン・ビタミンＣなどを紹介してきました。娘はワクチンを肯定しているため、ワクチン後遺症など認めるはずもなく、私は基礎体力をつけて免疫を上げるために良いから、と説明していました。

帰国が近づいてきた頃、やはりきちんと娘と話したいと思い、ワクチン後遺症の実際を、恐る恐る切り出してみました。怒ったような顔をして聞いていた娘は、「もう打ってしまったんだし、そんなことを聞いて落ち込んでも仕方がない。ワクチンを打たないと仕事ができないんだから、するしかないんだ」と。

娘は、自分の症状から、いくらか内心では事実がわかっていたのだと思います。けれど認めたら自分が敗北、崩壊してしまうという恐れから、私の話を受け入れることを拒絶したのだと思いました。本当はどこかでわかっていることを、無理やりにごまかさなければ、社会に適応して生き残っていくことができない、そんな防衛機制が働いていたに違いありません。鎧で心の守りを固めなければ、正気を保っていくことができないのです。

私は彼女と率直に素直なコミュニケーションがしたいけれど、そうしたら娘の心が壊れてしまう……。このジレンマをどう説明したらいいのでしょうか。全てを包み込んで祈りながら帰国しました。

その頃日本では、海外渡航歴のある人は2週間隔離されなければいけませんでした。帰国後、成田でのPCR検査は陰性だったけれど、ワクチン未接種ということで成田では何だか別枠で扱われました。その時も、咳が出そうになるのをトローチでごまかしながらその場をやり過ごしました。その後2週間は疲れも出たのか、自宅でベッドから動けない状態となり、パートナーは、コロナに感染したと思って近づかないようにしていました。聞くところによると、成田でのPCR検査は陽性の結果が出にくいように操作されていて、実際ほとんど陽性者はいなかったと聞きましたが、未確認です。

私の健康に関する考え方

私は、西洋医学の薬のみならず、漢方薬もあらゆるサプリメントにも、実は抵抗があります。それらは全て人工的に濃縮加工されてきたものなので、自然界で取れる食物そのものの方が人体には穏やかだし、一つの成分だけ抽出するより、未解明ながら自然界の知恵というか、そのままの中に癒やしがあるはずだという考えを持っているからです。ですから、今までどのような薬もサプリメントも極力取らないできました。なので、ラッキーなことに少量でものすごく効きます。また、心身の不調は、ライフスタイルが良くないことへの警告であり、まずそれを見直すことが医療にかかる前の先決であるという考え方が基本にあるので、薬に頼ることはほとんどないのです。

私は健康教育の専門家として医療機関で指導を行ってきた経緯もあります。30年くらい前から徹底したヴィーガン菜食（肉、魚、卵、乳製品も含む全ての動物性食品を取らない）をしていました。酒・タバコ・カフェインなどのドラッグも極力取らないし、食品添加物を避けるために、パンやソースなどもできる限り自家製で、加工食品も取らない。土地のもの、季節のものを求めて、シンプルな調理でいただく。昔は1日2食で間食もしませんでした。

また、早寝早起きも徹底しています。小学生の頃からの筋金入りで、今でもずっと朝は4時5時に起き、就寝は9時前です。目覚まし時計は使ったことがないのです、寝たい時にはすぐ寝て、起きたい時に起きるだけです。太陽が昇ってくる頃には一仕事終わって、お散歩やサイクリングで近所の川や公園まで行き、新鮮な空気をたっぷり味わい、ストレッチやヨガ、ラジオ体操をしてみたり、歌ったり踊ったり、野草や果実の収穫をしてみたりするライフスタイルはまさに健康そのものです。帰宅したら、冬でもコールドシャワーでスッキリ。

気持ち良いからやっている朝の習慣なのですが、経験から言えば、ほとんどの人は一回しか付き合ってくれません。一人で黙々と朝日を拝み祈り、感謝の気持ちでいっぱいになるのが毎朝の日課です。私は、そんな絵に描いたような健康的なライフスタイルを送ってきました。

問題は一つだけ、みんなと違いすぎているため、社会生活が難しくなることのみです。そのために少しづつ妥協しながら、最近は、提供されたものは感謝していただくなど、以前よりも緩やかになってきています。

なぜここまで徹底しているのかというと、私が元々敏感な体質で、みんなと同じように行動するとすぐに倒れてしまうからです。常に自分の健康を最優先する必要があります。うっかり普通の人と同じように行動すると、健康を害して倒れてしまい、元も子もなくなってしまった、ということを何度も経験しています。それで、こういう徹底した健康的なライフスタイルが身についてしまったのです。生きていくために仕方がないのです。

こんな私なので、いろいろな不調を抱えながらも、血液はサラサラ、健康診断はずっといつもピカピカのAでした。感染症などもほとんどかかったことがありません。ただ、アレルギー体質で薬剤や食物・環境汚染物質などには過敏に反応し、アナフィラキシーショックは3回経験しています。なので、使ったことがないあらゆる薬物には慎重になり、自然療法を選択するようになったことは当然かもしれません。

私の対処行動

だから、シェディングの症状が起きた時の対処は、まず「自然に帰れ」でした。

厄介なことに、大好きな温泉で2回も倒れてしまい、温泉やプールなどにもシェディングが怖くて行けなくなってしまいました。そのため、冬でも海や山間の泉などに浸かってデトックスすることを心がけました。これは、シーブリーズや森林浴的な効果もあるのでしょう、効果を実感して定期的に山奥に向かいます。自宅では、重曹・自然塩・水素・マグネシウムなどの入ったお風呂で1日何回も温まってデトックスを繰り返したり、観葉植物や花を栽培して自然に触れています。

私の対処法に関するもう一つの信念は、どんなに素晴らしいものでも長期的に続けない、ということが挙げられます。それは、どんな良いものでも偏りがあるし、体には不自然なものだし、そうでなくても、体が慣れて効きが悪くなるからです。生意気なようですが、自己責任で医師の処方箋も、自分の体調を観察しながら減らしたりやめたり、ハーブ、漢方、民間療法などに変更したりしてきました。よく効いていると思っても、一つの方法を1週間以上続けることは滅多になくて、別の方法を試みていろいろなものを順番に試してみたりしています。そういうやり方で、かなり頑固に徹底して、たとえ入院中でも自分のやり方を通す厄介な患者です。

こういう性格のために、病院ではかなり嫌がられる存在だと思います。しかし、自分の健康には替えられません。特異体質なのでごめんなさい、と言って、いつも特別扱いをお願いしています。

余談ですが、最近の医療が、あまりにも官僚的・機械的になって、一人の人間としての患者を尊重する余裕がないのが、残念でたまりません。コロナ禍で疲弊してしまったのかもしれませんが。感染症対策として、無意味に非科学的なことを徹底してやってきた名残なのか、2024年の現在でさえ、いまだにマスク着用、入院患者への面接制限、外出外泊禁止など、患者や取り巻く家族たちの人権無視が続いています。医療スタッフは、それを徹底することこそが責任ある仕事だと自負しているのでしょうか。私から見たら患者に対する虐待としか思えません。

入院・手術・リハビリでどうやってシェディングを回避してきたか

入院までの経緯

前述のように、私は自然志向で、できるだけ病院に行かないで済ませたい人です。しかしながら、過敏体質なので倒れて救急搬送されてしまうと、行きたくないと抵抗できる状態ではなくなってしまいます。手術する必要があると言われても、できるだけ代替療法で回避できないか、最善を尽くしてきました。あらゆる情報をかき集めて、良いと思われることはいろいろやってみて、自分に合っている療法も見つけました。そして2022年には、予定されていた手術をいったんキャンセルすることができました。しかし、2023年末頃に痛みが増して、手術してみるのも良いかもしれないと思うようになりました。それには、実は、パートナーの言外の願いを感じ取り、彼を安心させてあげたい、という思いが大きくなりとても悩みました。

医療に対する態度は人それぞれです。私は健康診断も拒否するくらい抵抗があるし、薬もほとんど取ったことがなく、自然療法で過ごしてきました。しかし彼は、毎年のように人間ドックに行き、不調があるとクリニックで薬をもらって真面目に対処する人です。ワクチンの問題が明らかになるにつれて、多少は医療の問題を知るようになった彼も、私の態度はあまりにも極端すぎると思っていたに違いありません。医療の裏を知っている私ですが、嫌がられるし不快にさせるようなことは言いたくないので何も話していません。結局、人は自分で納得しなければ、何を聞いても受け入れることはないのでしょう。

入院手術をするにあたって、私のシェディング問題はどう回避できるのでしょうか？　外来で少し病院に行くだけで具合が悪くなるほど敏感な私が、入院ですって？　最近の病院は空調や換気システムが良くなったと言っても、窓も開けられないようだし、スタッフや入院患者もみんな、ワクチンを接種しているに違いありません。いったいどうやってシェディングを防げるというのでしょうか？

術前検査で引っかかり、先に喘息を治してからでないと全身麻酔にリスクがあると言われて、手術が先延ばしになった時には正直ホッとしました。大嫌いな吸入をしないとダメだと言われ、「今発作が出ていないから大丈夫です、気持ち悪くなるからいりません」と言ったら、「吸入治療しないと手術はできない」と呼吸器内科医。「だったらけっこうです」と言いきった私の袖を引っ張ってストップさせたのは、車椅子を押していたパートナーでした。

彼はいつも私の考えや価値観を尊重してくれる人で、滅多に私に対してストップをかけるようなことはしません。その彼がこういうことをするというのはよっぽどのことなのでしょう、ハッとして、「はい、では」と、吸入を処方してもらうことにしました。しかし実際は、薬局で吸入薬を求めはしたけれど、一回も使いませんでした。吸入は一度もしなかったのですが、深呼吸したりストレスのない生活を心がけているうちに、２カ月後には肺機能は改善されて手術が可能になりました。喘息が改善したのは嬉しかったのですが、手術が可能になってしまったことには、正直がっかりしてしまいました。

以前から手術するしかないと勧めていた医師は、２年も経ってようやく手術できるとホッと安堵したようでした。手術日程が決まり、術前検査や入院の手配などがどんどん進んでいくのを他人事のように観察しながら、私は、本当にするのかしら？　と、実はまだまだ手術をキャンセルしたい気持ちが大きかったです。入院直前の検査で何か引っかかって、手術が延期にならないかなあと真剣に願ったりもしました。

しかし同時に、入院手術するとなったら、どんなシェディング対策ができるか、あれこれ考えてみました。どうすることもできない時には、気合いと笑いしかないと思いました。イメージ療法というのも知られています。とにかく体調を整えて、心身とも最善の状態で臨むことにしました。

手術に際して

主治医や執刀医を信頼できなければ、手術を任せることなどできません。特異体質であることは告げていましたが、ワクチンに対する考え方などは話したことがありませんでした。最先端の医療技術を誇る専門病院は、ワクチンやマスクの害はおろか、シェディングなんて言葉も、もちろん言い出せるようなところではありません。

私は、手術に関する細かい字で何枚もある説明と同意書を読みながら、とりあえず一つだけお願いしてみました。

それは、輸血に際して、自己血で行ってほしいということでした。実は、敬愛する友人（未接種）が、入院手術して、その手術自体は成功したのに、輸血によって血栓ができて亡くなったという事件に涙したばかりだったからです。私は絶対に、ワクチン接種した他者の血液を輸血してほしくなかったのです。万が一、血液が足りなくなったら、生理食塩水でも入れてくれと本気で話しました。担当医師は、そういうことは滅多にないので、と輸血の同意書にサインするよう求めました。しかし私はどうしても納得できず、最後までサインしませんでした。そのために、自分がワクチンを受けてないこと、輸血で引き起こされた血栓による友人の、死亡事故の話をせざるをえなくなりました。担当医は、「僕はワクチンに関してはニュートラルなので」とさらりとかわされました。私も議論したくなかったので、そこで終わりにしました。

ワクチン被害に関してニュートラルな医師が、シェディングに対して積極的に聞く耳を持つと思えません。理解できない人に説明してわかってもらおうとする徒労はもう懲り懲りでした。私は特定の薬剤にアレルギーがあってＨＳＰで、匂いや音、光など全てに敏感で、特に空気の濁りに対しては頭痛など具合が悪くなってしまうということだけ、やっとの思いで話しておきました。

心配している優しい友人たちがいろいろな知恵を授けてくれました。病室の四隅に盛り塩しておいたらいいとか、自分をカプセルの中で守られているようなイメージで包んだらいいとか。この際なんでもできることは全部やってみました。

そして迎えた手術当日。
直前まで、何か起きて中止にならないかと願っていました。
しかし、さいは投げられたのでした。
子供のように大泣きしながら手術室へ入ったのでした。

入院生活とリハビリ

いつの頃からか、病院に生花を持ち込むことが禁止されました。
お見舞いに送られてきたアレンジブーケは、病棟で荷を開けることも許されず、そのまま自宅に持ち帰らされるハメになってしまいました。せめて一目だけでも、写真だけでも、と思いましたが、従順で真面目な大学病院スタッフにはその願いは叶えてもらえませんでした。お花の持つ癒やし効果がどれだけあるかわからないのでしょうか？　私は自宅では毎日花の手入れをしながら、お花と会話して生きる喜びとエネルギーをもらっているために、お花がない生活に耐えられるのか自信がありませんでした。そのために工夫したのは、中国の工芸茶と、観葉植物のリースでした。工芸茶はお湯を注ぐと花が開くので、少なくともお花を感じることができます。観葉植物の小さなリースは、貴重な本物のグリーンとして慰められました。

病室ではお香を炊くこともアロマキャンドルも許されないため、臭いに過敏な私が工夫したのは、フルーツとハーブティーでした。レモンやグレープフルーツなどを半分剥いて食べないでそのまま置いていたり、絞ってレモン水としていただいたりすると、そこだけは爽やかな空気になりました。また、ミントほか様々なハーブティーは飲むだけでなく、そのまま燻らせて香りを楽しみました。また、ボディミストとして天然のローズ水や檜のスプレーで気分転換を図りました。

癒やしや回復のための施設のはずですが、様々な制限を体験していると、病院というところはかなり非人間的な過酷なところのような気さえしてきました。

術後の経過は遅々としていました。私はどうしても外気が吸いたかったです。太陽の光を浴びて、草木からエネルギーをもらいたかったのです。

そのために無理して動いてしまい、回復が遅れた点は否めません。しかし、シェディング対策として、新鮮な空気と太陽は死活問題なのです。そういうことは言えず、わかってもらえず、わがままで神経質な患者、というレッテルが貼られていたと思いますが、仕方がありませんでした。

急性期が過ぎてリハビリ病院に転院した後は、実はもっと悲惨でした。

こちらの病院を選んだのは、窓が開けられること、個室が用意されていること、Ｗｉ－Ｆｉ設備があること、家族のみではあるが面会が許可されていること、などの理由からです。なんと２０２４年現在で、いまだに面会・外泊外出禁止という病院もありました。そういうところでは、私はリハビリどころか鬱で動けなくなってしまいそうです。そうなるくらいなら、肉体的なリスクはあっても退院する方を選びます。

憧れの個室に入れたのはラッキーでしたが、マスクをしたくない、薬の管理は自分でしたい、自分の好きな服を着たい、外気に触れたいなど、リクエストが多すぎるためか、たまたま運が悪かったのか、担当看護師が巧妙に支配してくるので最悪でした。陰湿な虐待というのはこういうふうにして発生するのかと、強がって観察するしか対処の術がありませんでした。

ストレスからの胃痛や、涙が止まらなくなってよく泣いていた私は、シェディングも考えたら早く退院したほうがいいのかもしれないと真剣に思いました。身体的にはまだいろいろな不安はありますが、自分で対処する方が私には向いているのかもしれないと思ったりしながら、とりあえず入院を続けていました。

徐々に体力がついてきたことや、信頼できる相談員にいろいろ話せたこともあって、私は少しずつ自己主張できるようになっていきました。薬も全部拒否して、自分で判断して必要なサプリを勝手に取りはじめました。痛みに関しては、ファイテンだとかテルミーだとかツボ押しに加えて、湯たんぽとヒートパックで対処することを覚えました。自信を取り戻してきたら、周囲の対応も変化してきました。変人の弱者の患者から、自然治癒や本質的な健康行動を実践している知識人、といった扱いになってきたのが面白かったです。それには、毎日長い時間を一緒に過ごす理学療法士や作業療法士と仲良くなり、なんと彼らの健康相談に的確なアドバイスをするようになって、尊敬（？）すらされるようになってきたからではないかと思っています。

このような経験を通して見えてきたことがあります。それは、みんな、私と同じように傷つきやすい人たちなのだということです。時々、傷つきすぎて病的な人がいることは否定できないけれど、それさえも、思いやりを持って丁寧に接していたら、今回の私のように解決の方向に向かっていくのです。

最後に：シェディングを認めない人たちをどうしたら良いのか

シェディングの問題に対する態度も、今回、私が病院で経験してきたことと同じなのだと思います。

否定している人たちは、バカでも悪い人でもないのです。善良で思いやりに満ちているけれど、少し臆病なところがある。つまり、私と同じように傷つきやすい人たちなのだということです。だから、自分の心を守るために、見たくない事実は見えないようになっているのでしょう。自分でもわからないほどの強い防衛機制が働いているのでしょう。防衛機制が働いて真実が見えなくなっているのだということに気が付くのも、相当に自尊感情が傷つきます。だから、それもわかっていない、いやわかりたくないのだと思います。そういう方はそれでも良いのかもしれない、とまで思うようになりました。専門家としては残念なことですが、本人の心が崩壊してしまうよりは、まあ良いのかもしれないというふうにも考えたりします。

もう一つの理由は、「わかっていても見ないようにしている」という態度にあると思います。巷では、引き寄せの法則だとか、イメージしたことが実現するとか言われることがあります。認知科学的にも確かに、人はイメージしたように行動することが知られていて、結局思った通りになる、ということも多いです。そのために、ダメージがあることはわかっていながらあえて気にしない、ないことにしていたら消えてしまうのではないかという信念に従う心理もよく理解できます。これもまた、無意識的に行っているのかもしれないけれど、生き残りのために必要な行動なのでしょう。

このようにしていけば、短期的には乗り切れることがあるかもしれません。しかし、現実は、真実は必ず露呈してくるものです。いくら否定しても、事実は事実であり、どんなに強い防衛機制を働かせても対処できなくなってしまいます。そうなると、理性を捻じ曲げて良心を麻痺させていくしかなくなるのではないでしょうか、それは、表面的には何も起きてないように見えるかもしれないけれど、自己欺瞞ですし、大きな矛盾を常に抱えているということでもあります。人間性の崩壊を防ぐためにお花畑にいる状態、とも言えるでしょうか。

何年後、何十年後になるかもしれませんが、良心的な人が真実に直面した時に、ショックで心が壊れてしまわないようにと祈っています。

シェディング被害にあって苦しむ人も、否定して見ないようにしている人も、同じように傷つきやすい弱い人間であることを忘れないで手を取り合っていきたいと思います。そしてお互いに一生懸命、最善を尽くしていることに想いを馳せながら、ともに良い解決策を探っていきたいと心から願っています。

と、偉そうに書いてきましたが、最後に一言、私の弱い本音を書かせてください。

私には先が全く見えないのです。どんなに対処しても、次々にいろいろな痛みが襲ってくるのです。良くなったかと思う瞬間もあれば、すぐ次の瞬間には痛みで動けなくなったりするのです。

歩けない
立てない
座れない
頭が働かない
仕事ができない
外出できない
人が集まるところに行けない
寝たきり状態で痛みに耐えているだけの人生

これが私なのです。
死ぬまでこんな感じが続いていくのでしょうか……
時々、絶望的になってしまいます。

こうしてパソコンに向かえる日もあることを感謝していますが、
でも、
悔しすぎます。
普通に歩きたいし。
普通に外出したいし。
普通に仕事もしたいのです。

おわりに　高橋 徳

冷静に過去3年間を振り返ってみて、気が付いたことがあります。コロナワクチンは人々の絆を断ち切り、孤立化させて、社会を破壊する要素を持ち合わせていたのです。

「ワクチンを打つ、打たないで夫婦喧嘩や親子喧嘩が絶えない。家族間でワクチンの話はタブー」など、家族関係が悪化するケースが続出しました。

夫がワクチン接種したら、妻は不正出血が止まらない。子供は蕁麻疹が多発する。

こんな事例が相次ぎました。これでは家族関係が破綻します。職場に接種者がいれば、周囲の未接種者には倦怠感・発心・関節痛などの症状が出現。これでは企業活動も成り立たなくなります。現実に多くの人々の健康悪化が発生し、社会生活の基盤がゆらいでいます。ワクチン接種によるシェディングが、ありとあらゆる私たちの生活に悪影響を及ぼしつつあります。


よくこう言われました。

「あなたの大切な家族や友人を守るために、ワクチン接種をうけましょう」

残念ながら、これは間違いでした。なぜなら、ワクチンを打った人が打たなかった人の健康を損ねている事例が、多数見られるようになったのです。

私は、あえて言います。

「あなたの大切な家族や友人を守るために、ワクチン接種を拒否しましょう」

シェディングについてもわからないことは多いですが、日々、患者を診察する一開業医として、私は「シェディングは確かに存在し、シェディングに苦しむ多くの患者さんがいる」と明言できます。

この状況はまさに、社会や人々を分断する人類最大の危機と言えるでしょう。これを防ぐには、お互いを正しく知ることしかないように思います。ワクチン接種者も未接種者もワクチンに関する知識やシェディングに関する知識を集め、これらを自分の頭で消化して、自分はどう行動すべきか、そして他者をどう扱うべきか、よく考えるべきです。今こそ、人々の英知が試されています。

接種者を批判・糾弾するつもりは、毛頭ありません。

接種者もワクチンの被害者なのです。

令和6年6月10日

高橋 徳　たかはし とく
ウィスコンシン医科大学　名誉教授。統合医療クリニック徳院長。関西の病院で消化器外科を専攻した後、渡米。ミシガン大学助手、デユーク大学教授、ウィスコンシン医科大学教授を経て、現在ウィスコンシン医科大学名誉教授。主な研究テーマは統合医療とオキシトシンの生理作用。2016年名古屋市に『統合医療クリニック徳』をオープン。著書『人は愛することで健康になれる』『あなたが選ぶ統合医療』『オキシトシン健康法』『コロナワクチン接種者から未接種者へのシェディング（伝播）―その現状と対策』『ワクチン後遺症：多岐にわたる症状と医者が苦慮するその治療法』など。

AINO
国内外の大学・研究所・医療機関にて教育研究してきた心理学・健康教育・予防医学の専門家。過敏体質にて、ワクチン未接種ながら様々な心身の不調を経験し、高橋徳先生よりシェディング症状と確定診断を受ける。あらゆる可能性を試行錯誤しながらシェディング症状と付き合っている。船瀬俊介との共著『「洗脳」の超メカニズム』（2024 ヒカルランド）、井上孝代との『アカデミックハラスメント』（2024 ヒカルランド）、に続き、本書はAINOとして３冊目の著作である。

レプリコンワクチンを打つ前に必ず読んでください！
未接種者にまで襲いかかる闇の正体

第一刷　2024年9月30日

著者　高橋　徳
　　　AINO

発行人　石井健資
発行所　株式会社ヒカルランド
〒162-0821　東京都新宿区津久戸町3-11　TH1ビル6F
電話　03-6265-0852　ファックス　03-6265-0853
http://www.hikaruland.co.jp　info@hikaruland.co.jp
振替　00180-8-496587

本文・カバー・製本　中央精版印刷株式会社
DTP　株式会社キャップス
編集担当　石田ゆき／川窪彩乃

ISBN978-4-86742-420-9

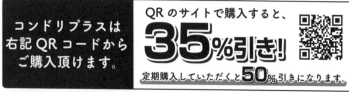

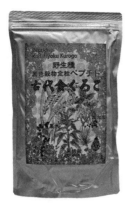

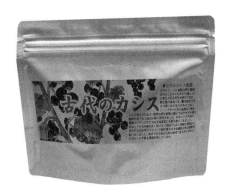

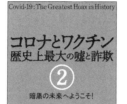

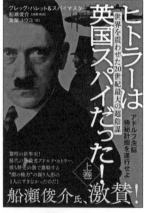